The Second Challenge

今さら聞けない
先輩ナースも
今度こそ
わかる

再チャレ！心電図

サイ

心電図の基礎と管理が
超図解だから
新人でもぐんぐんわかる

ひたちなか総合病院 循環器内科
主任医長
田中喜美夫 著

MCメディカ出版

はじめに

　私はラーメンが大好きです。美味しいラーメンの情報となれば、雑誌の特集記事やガイドブックなどの活字媒体、インターネット検索、ラーメン通の評判などさまざまな情報を駆使して調査し、吟味し、時には遠征してまで自ら食して検証します。なぜそこまでエネルギーを使うことができるかといえば、私はラーメンが大好きだからです。
　私が心電図に関わってから、はや30年になりますが、「私は心電図が大好きです」という人には会ったことがありません。かくいう私自身も心電図が大好物かというとそんなことはありません。「著者がいうな」とお叱りを受けそうですが、それが普通です。仕事柄、必要に迫られて何とか理解できるようになったというのが実情です。

　「千里の道も一歩から」ということわざがありますが、心電図に触れた当初は苦手意識が強くて、数年で二歩くらいしか進みませんでした。そんな状況でも、循環器内科に行く道を定めて、ある心電図セミナーに参加して「そーか、そーだったのか！」「なるほど、この波形はそんな意味があったのか！」とまさに目からウロコの体験をしました。魚をさばくことを怖がっていたところ、料理教室ではじめてウロコをとって三枚におろしてみたら……といったウロコつながりの開眼だと思ってください。ウロコさえ落ちれば、あとはマグロだろうがイカだろうが心電図だろうが、ドンドンさばけるようになっていきます。要はキッカケです。先日もカップ焼きそばのソースの袋が破れにくくて難渋しましたが、切れ目さえ入ればウソのように簡単に破り切れました。

　本書は、千里の道を二歩程度しか進んでいない皆さんにお贈りします。内容は心電図の成り立ちや心電計の使い方、症状別の心電図、ペースメーカーなど多方面に及びますが、千里のスタート地点から始めてもいいし、七歩目くらいから始めてもいいような内容にしたつもりです。
　まずは、落ちていない目からウロコを落としてみてください。

2018年1月
田中 喜美夫

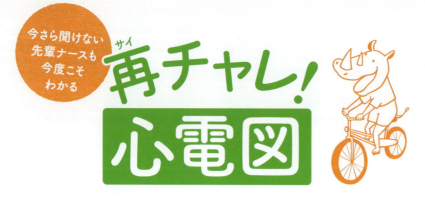

Contents

はじめに …………………………………………… 3
Index ……………………………………………… 131

第1章 あらためて心電図って何？

1 心臓のしくみ ………………………………… 8
2 心臓のポンプ活動と心電図 ………………… 11

第2章 心電計、正しく使える？

1 心電計の使用法 ……………………………… 20
2 心電図の種類 ………………………………… 25

第3章 今度こそマスター！心電図を読むコツ

1 正常波形と異常波形 ………………………… 34
2 さまざまな不整脈 …………………………… 42

第4章 キャッチできる？心電図をとるべき危険な症状

1 急激な循環低下 ……………………………… 70
2 胸痛・背部痛 ………………………………… 73
3 動悸 …………………………………………… 75

第5章 今さら聞けない！注意すべき疾患と心電図所見

1 虚血性心疾患 ………………………………… 78
2 左室機能不全 ………………………………… 89
3 心臓弁膜症 …………………………………… 93
4 肺高血圧症 …………………………………… 97
5 非心臓手術の術後モニター ………………… 99
6 電解質異常 …………………………………… 101
7 循環器関連薬剤による心電図変化 ………… 105

第6章 おさえておきたいペースメーカー心電図

1 ペースメーカーのしくみと適応 …………… 112
2 ペースメーカー患者のモニター観察 ……… 119

第1章

あらためて心電図って何？

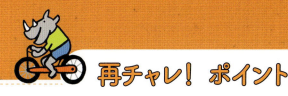 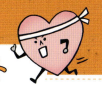

再チャレ！ポイント

- ☐ 心臓のポンプとしての動きと、心電図を対比させながら復習しましょう。

- ☐ 心電図が心筋の電気活動であることを考え、どの部位でどんな電気活動が起きているのか、時間経過とあわせて学習しましょう。

- ☐ 刺激伝導系という、特殊で重要な心筋組織の働きと特徴を理解しましょう。

1　心臓のしくみ

まずは心電図を眺めてみよう

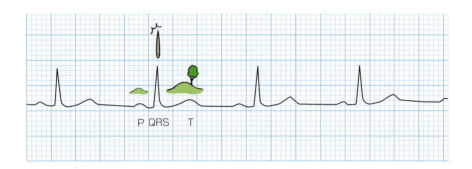

　小さい山→針状の塔となだらかな丘。上の心電図ではこのユニットが等間隔に出現しています。小さい山はP波で心房の電気活動を現します。針状の塔はQRS波、続くなだらかな丘はT波で、いずれも心室の電気活動を反映します。

　心電図は心臓の筋肉の電気活動のフレを図にしたもので、方眼紙に記録されます。横軸は時間軸、縦軸は電位の大きさを表現しています。すでに"電位"と聞いてくじけた方もいるのでは？　これから心臓のしくみと心電図の成り立ちを時間経過とともに解説します。

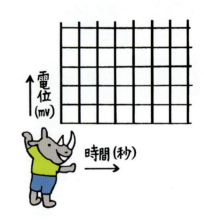

心臓のしくみ

　心臓は血液を吸いこんで、送り出すことで血液を各臓器にいきわたらせます。具体的には、筋肉の袋が拡がって血液を袋にため、袋を縮めることで送り出しています。
　心臓の筋肉を心筋、袋の中を内腔、内腔が拡がるのを拡張（または弛緩）、縮めるの

を収縮といい、収縮することで血液を送り出すことを駆出といいます。さらに血液が各臓器を巡ることを循環といいます。つまり「心臓はその内腔の拡張により蓄えた血液を、心筋の収縮により各臓器に駆出する」のです。

では血液を駆出・循環するポンプはどのようなしくみになっているのでしょうか？「左右」と「上下」これだけ覚えれば簡単に理解できます。

左右のしくみ

左右とは左心系と右心系のことで、左心系は肺を通過した酸素の多い血液を全身の各臓器に動脈を使って送り出すポンプ、右心系は各臓器から静脈で血液を集約して肺に送るポンプです。

上下のしくみ

上下の上は心房、下が心室です。心房は肺または全身からの血液を受けて心室に送り、心室の収縮でこの血液を全身・肺に送り出します。

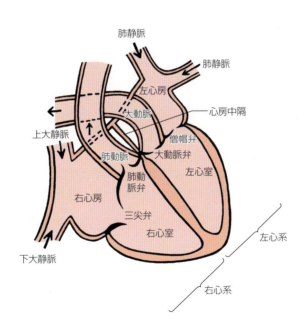

左右の心室には、血液の逆流を防ぐため弁が備わっています。右心室血液流入部の右心房―右心室間に三尖弁、流出部に肺動脈弁、同様に左心室血液流入部の左心房―左心室間に僧帽弁、流出部に大動脈弁があります。これらの弁によって血液は一方向のみに循環されます。

心臓のメインポンプは心室で、心房は補助ポンプと考えてください。この上下には効率のよいポンプのための工夫がされていて、心房が収縮して血液を送り込む間は心室が拡張して内腔を大きくして待っています。心室に十分な血液がたまったタイミングで心室の収縮により血液を駆出しますが、この間心房は拡張して全身・肺の血液をため込みます。つまり心房と心室の収縮に時間差をつけているのです。

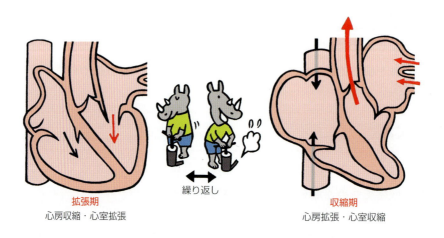

拡張期
心房収縮・心室拡張

繰り返し

収縮期
心房拡張・心室収縮

まとめ

- ▶右心房：上大静脈・下大静脈で全身からの血液を受け入れる。
- ▶右心室：右心房からの血液を肺動脈で肺に送る。
- ▶左心房：4本の肺静脈で肺からの酸素豊富な血液を受け入れる。
- ▶左心室：左心房からの血液を大動脈から全身各臓器に送る。

2 心臓のポンプ活動と心電図

心臓のポンプ活動と心電図

　心電図と心臓のポンプ活動を時系列で見ていきましょう。心臓が活動していない状態では、心電図でも波が見られません（図1）。P波は心房の収縮です。右心房は右心室に、左心房は左心室に血液を送り込み、房室弁の三尖弁・僧帽弁は開放しています。この間、両心室は活動なく弛緩して血液が充填されるのを待っています。もちろん肺動脈弁・大動脈弁とも閉鎖しています。P波の終了後、時間差をもってQRS波が出現し、心室収縮が始まります。三尖弁・僧帽弁は閉じて駆出とともに肺動脈弁が開いて右心室から肺へ、同時に大動脈弁が開いて左心室から全身臓器に血液が駆出されます。収縮が終わった心室筋は最初の弛緩状態に戻りますが、この回復過程が心電図ではT波として表れます。言い換えれば心室の収縮開始から完了までがQRS波、収縮の終了から拡張の完了までがT波です。

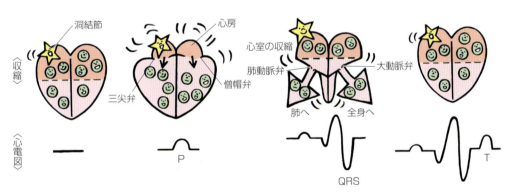

図1　心臓のポンプ活動と心電図

心筋の活動

　心臓のポンプ活動をつかさどる心筋の活動には「収縮」と「伝導」があります。

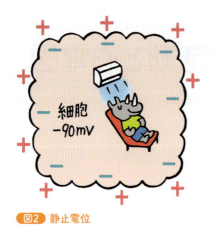

図2 静止電位

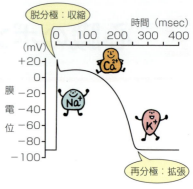

図3 心筋活動電位の様子

収縮

　各心筋細胞内は外に対して−90 mV の陰性電位を保っており、これを<mark>静止電位</mark> 図2 といいます。外に対して極性（プラスマイナス）が違うので<mark>分極</mark>ともいいます。この状態で微弱な電流が流れると細胞内にナトリウムイオンが一気に流入して、電位は＋20 mV まで上がります 図3 。マイナスだった極性がゼロに戻るのでこれを<mark>脱分極</mark>といいます。脱分極した細胞の電位を<mark>活動電位</mark>と呼び、筋肉線維が短縮し心臓の各内腔を小さくします。これが「収縮」です。

　活動電位は組織によって異なりますが、180〜250 ms（0.18〜0.25秒）で自動的に静止電位に戻ります（<mark>再分極</mark>）。この時間が<mark>活動電位持続時間</mark>です。再分極して静止電位に戻れば、筋線維は弛緩して内腔は拡がります（<mark>拡張</mark>）。

伝導

　活動電位に脱分極した心筋細胞は微弱な電流を生じ、周辺の心筋細胞に波及して静止電位を活動電位にしていきます。この電位の波及がすなわち<mark>伝導</mark>です。つまり、心筋細胞は分極という安定状態にスイッチが入ると脱分極して活動（興奮）状態となり、周囲に興奮を伝導させています。ひとたび脱分極すると活動電位が持続して、静止電位に戻るまでは刺激が入っても反応できません。この時間を<mark>不応期</mark>（→p.17）といいます。これは各心筋の性質によって異なります。

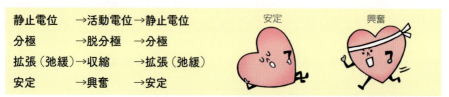

この繰り返しによって循環が維持されます。結局は細胞レベルの電気活動が収縮・拡張に反映しているのです。一般的な言葉でいうとOFF→ON→OFF→ON……の繰り返しといえます。

　この観点で心電図を見ていきましょう。心筋がまったく活動していない状態では、心電図は基線というフラットな状態です。P波の開始は心房筋の脱分極の開始で、その終了は心房筋に興奮がいきわたった時点です。脱分極により心筋が収縮するので、P波の開始と終了は心房筋収縮の開始と終了です。心房筋は筋肉量が多くないので、再分極は心電図には出ません。

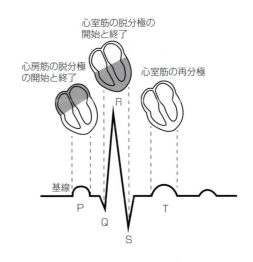

　P波の終了から時間差をもって心室筋が収縮を開始するのがQRS波の開始です。QRS波の終了は心室筋全体に興奮が波及し、隅々まで脱分極したことを意味します。その後のT波は心室筋が静止状態に戻っていく電位、すなわち再分極の過程をみています。T波の終了は全心室筋が再分極して静止状態に戻ったことを意味します。この1単位を規則正しく繰り返すのが正常の心臓です。

刺激伝導系

　心房筋・心室筋は収縮によって血液を循環させるという目的を担い、固有心筋または作業心筋といわれますが、循環をより効率的に調整していく管理システムが必要で、それらを固有心筋に対して特殊心筋または刺激伝導系 図4 と呼びます。心筋細胞ではありますが、収縮に直接関与せず、循環のマネジメントを仕事にしています。

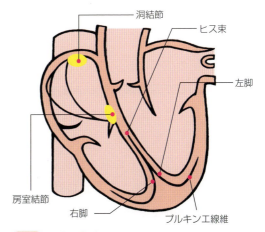

図4　刺激伝導系

刺激伝導系

①洞結節：心臓のリズムを作り、必要に応じて心拍を増減する。
②房室結節：心房の興奮を集約して時間差を作り心室に伝導する。
③ヒス束・脚・プルキンエ線維：心室内の高速伝導路で順序よく短時間で心室筋を脱分極させる。

洞結節

　右心房の右上に位置しており、規則正しい周期で自動的に脱分極・再分極を繰り返し、微弱な電気信号を発生します。これを自動能といいます。洞結節の電気信号を発信する周期を洞周期といい、このリズムで心臓が活動することを洞調律と呼びます。自律神経（交感神経・副交感神経）、アドレナリン・アセチルコリンといったホルモン類に感受性が高く、必要量に応じて心拍数の増減を行い拍出量を調整します。

自動能

　洞結節は周期的に脱分極—再分極を繰り返すことにより電気信号を発生します。これは房室結節・ヒス束近傍（接合部）、脚・プルキンエにもあります。ただしその周期は洞結節が一番短く1〜0.5秒間隔、接合部で1.5〜2秒程度、脚・プルキンエで2〜3秒程度で、下流ほど自動能は弱くなります。もし上流からの電気信号がなければ、下流の自動能が働きます。

房室結節

　心房中隔の下部にあって、心房の興奮の集約部位です。心房筋は洞結節からの電位で脱分極しながら収縮していきます。これは心電図上のP波にあたります 図5 。脱分極は心房全体に伝導したのちに房室結節に到達しますが、房室結節内は伝導速度がとても遅く、心室に興奮が到達するのに時間がかかります。この間心室筋は拡張して待っており、心房から血液を充填しています。心房の収縮はP波で、心室の収縮の開始はQRS波ですから、P波とQRS波に時間差があるのは、この房室結節での伝導速度の遅さによります。しかしこのおかげで心房が十分な血液を送りこんだ後に心室が収縮するという連携が生まれ、効率のよいポンプ機能が発揮されます。心室への入場

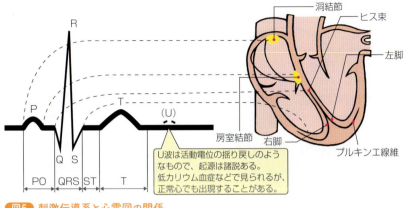

図5 刺激伝導系と心電図の関係

> U波は活動電位の揺り戻しのようなもので、起源は諸説ある。低カリウム血症などで見られるが、正常心でも出現することがある。

口であり、心房内を猛スピードで入ってきた興奮を徐行させて心室に導きます。

ヒス束・脚・プルキンエ線維

　ヒス束は心房と心室をつなぐ唯一の伝導経路です。房室結節に集約されスピードダウンした活動電位はヒス束で心室に出現し、左脚・右脚に分かれて順序よく心室を脱分極させていきます。左右の脚の最下流はプルキンエ線維で、右脚・左脚から分枝して心室筋の内側から外側に分布します。特徴はその伝導速度で、おおよそ心房筋1m/秒→房室結節0.2 m/秒→脚・プルキンエ線維4 m/秒です。

　これらをもっとわかりやすくなるようイメージで考えてみましょう。

　たくさんのドミノがハート型に集結しています（p.16 ①）。ドミノひとつが心筋細胞です。倒れるのが脱分極＝収縮、自動的に起き上がるのを再分極＝拡張とします。

　洞結節ドミノには自動倒れ能があり、周期的に倒れて（洞周期）、周辺の心房ドミノを倒します（②）。心房内のドミノはパタパタと周りを巻き込みながら1 m/秒の速さで心房全体に波及していきます。このパタパタが伝導です。心電図では心房ドミノの倒れ始め〜全倒れがP波にあたります。

　心房エリアは房室結節エリアで急に速度が低下します（③）。そこは遅延ドミノでゆっくり倒れ（0.2 m/秒）、房室間の唯一のヒス束ルートで心室内ドミノに侵入します。そこから右脚・左脚・プルキンエ線維という高速ドミノ（4 m/秒）で順序よく倒れていきます（④）。心室ドミノの倒れ始めがQRS波の開始、すべて倒れてQRS終末となります。T波は心室ドミノが起き上がる様子で、T波の終わりはドミノの再整列です（⑤）。

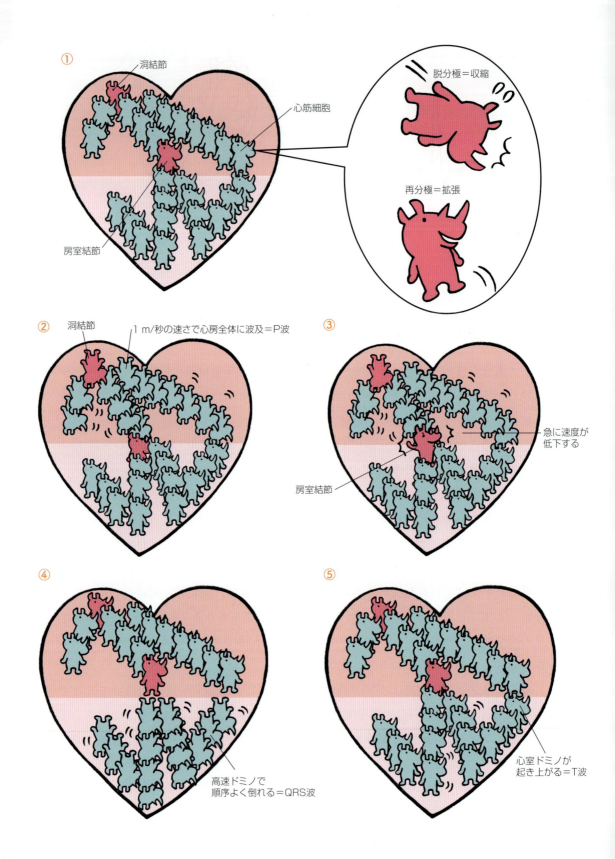

不応期

　心筋が一度脱分極すると、次の刺激が来ても脱分極できません。ドミノが倒れたままなので無理な話です。転倒してから立ち上がり、再整列するまでの時間を<u>不応期</u>といいます。心房ドミノが一番短く、心室ドミノが続き、房室結節ドミノが最も長い不応期をもちます。これはすなわち、活動電位の持続時間を反映します。脱分極から再分極までの時間が活動電位持続時間ですから、心房筋＜心室筋＜房室結節となります 表1 。ドミノでいえば倒れてから立ち上がるまでの時間が活動電位持続時間で、不応期はこの時間に依存しています。

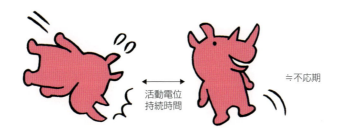

表1 自動能と不応期と伝導速度

	自動能	不応期（≒活動電位持続時間）	伝導速度
洞結節	+++	―	―
心房筋	+/−	短い	速い（≒1 m/秒）
房室結節	++	とても長い	とても遅い（≒0.2 m/秒）
脚・プルキンエ線維	+	短い	とても速い（≒4 m/秒）
心室筋	+/−	短い	速い（≒1 m/秒）

+++：最強　++：強　+：弱　+/−：微弱

- 心臓は電気信号で収縮する筋肉の袋である。
- 洞結節で信号発生→心房収縮（P波）→房室結節でタメ→心室収縮（QRS波）この1ユニットを規則正しく繰り返すのが正常。

引用・参考文献
1) 田中喜美夫．テクノ通信講座テキスト アクティブ心電図①〜⑥．東京，テクノコミュニケーションズ，2008．

Memo

第2章

心電計、正しく使える？

再チャレ！ポイント

- [ ] 正確な診断のためには、解読に適した心電図を記録する必要があります。そのために心電計の正しい装着と記録の方法を知りましょう。

- [ ] 記録された心電図の各誘導が何を意味しているか理解しましょう。

- [ ] モニター心電図、12誘導心電図、ホルター心電図など、各心電図の目的を知りましょう。

1 心電計の使用法

準備

　心電図を記録するための装置を心電計といいます。心電計がないと心電図はとれません。普段から定位置を確認し、電源のない場所での記録も想定して充電可能な機種は充電しておきましょう。また必要付属品、記録用紙、電極、ペーストなどのチェックも怠らないようにしましょう。さらに記録用紙や電極は予備があるかの確認も必要です。

　心電図を記録する前に、バイタルサインをチェックするのはもちろんですが、緊急の場合はライン確保や採血、薬剤投与、酸素投与、胸骨圧迫（心臓マッサージ）などを同時進行で行う場合があります。

　それほど緊急ではない場合は、患者さんの観察、病歴や症状の聴取、服薬歴、既往歴などに加え、触診、聴診などを先に行い、多くの前情報を得ておきましょう。

使用法と注意点

電極のつけかた・覚えかた

　心電図とは、心臓の興奮波を体表で拾って増幅し、いろいろな方向から記録したものです。決まった12の方向から記録したものが標準12誘導心電図です。まず一般的な12誘導心電図を記録してみましょう。

　体表から心臓の電位を記録するために皮膚に接着するものが電極です。シール型、吸盤型、挟む式といろいろありますが、要は体表に密着させて、心臓のわずかな電位を感知して記録します。

　左右の手足の4カ所の電極を四肢電極といいます。6カ所の電極は胸部に装着するので胸部電極と呼びます。

心臓の電気のフレは、みなさんの心と同じでデリケートなので、ノイズを防ぐために、つける前には電極の装着部をよく拭いて、ペーストなどで接触をよくしておきましょう。

1. 四肢電極のつけ方

　最近の心電計は親切に「右手」「左足」などとシールが貼ってあるものもありますが、基本的にはコードの先端に色がついています。右手は赤、左手は黄、右足は黒、左足は緑と決まっています 図1 。左右や手足の電極をつけ間違えると、全く違う心電図になってしまいます。特に急変時などは間違えやすいので要注意です。

　覚え方はいろいろありますが、右手（赤）から左手（黄）を「アキちゃん」、右足（黒）から左足（緑）を「クミちゃん」と覚えるのがよいでしょう 図2 。手の電極が正確であれば、足の左右は間違えてもそれほど波形は変わりません。

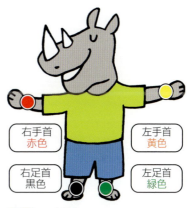

図1　四肢電極

2. 胸部誘導のつけ方

　全部で6個の電極があり、胸部誘導V_1からV_6に対応します。V_1は第4肋間胸骨右縁、V_2は第4肋間胸骨左縁、V_3はV_2とV_4の中間で、V_4は第5肋間で鎖骨中線上、V_5はV_4と同じレベルで前腋窩線上、V_6もV_4、V_5と同じレベルで中腋窩線上となります。……といっても、この漢字の多さにみなさんはさぞ疲れたことでしょう。もっと簡単な方法を伝授します。

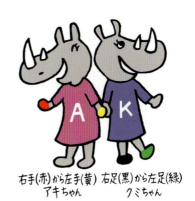

図2　四肢電極の覚え方

　仰向けに寝ている患者さんの左側に立ちます。次に右鎖骨のつけ根を探してその下のクボミに自分の右手の小指を当てます 図3 。そこが第1肋間胸骨右縁です。薬指でその下のクボミを探してください。そこが第2肋間胸骨右縁、同様にその下のクボミは中指で第3肋間、そして人差し指が第4肋間胸骨右縁で、ここがV_1をつける場所です。小指から人差し指の順に"1・2・3・4"と掛け声をかけて探してもかまいません。

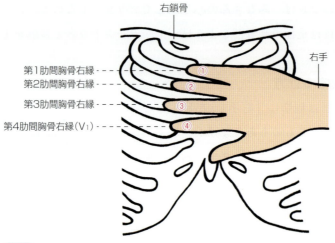

図3 V₁の探し方

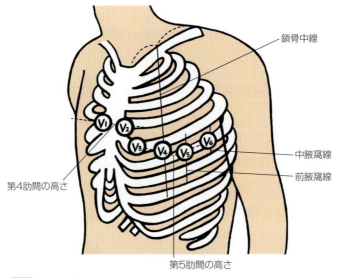

図4 胸部誘導

　V₂はそこから平行移動して胸骨左縁のクボミに吸い付けます 図4 。V₃はV₂とV₄の中間ですから、まずV₄をつけます。左鎖骨の真ん中ぐらいを目で追って下に視線を下ろして、V₂の1肋間下に付けます。V₃はすでにつけてあるV₂とV₄の間です。V₅はV₄と同じレベルで、腕のつけ根から下ろしたあたり（前腋窩線）につけましょう。最後にV₆は同じレベルでわきの下のクボミの真下（中腋窩線）につけます。V₁→V₂→V₄→V₃→V₅→V₆と、V₃・V₄の順序を逆に装着するのがコツです 表1 。

表1 四肢誘導と胸部誘導

電極	識別記号	カラーコード	装着位置	誘導名
四肢	R	赤	右手	—
	L	黄	左手	
	F	緑	左足	
	NまたはRF	黒	右足（中性）	
胸部	C₁	白/赤	第4肋間胸骨右縁	V₁
	C₂	白/黄	第4肋間胸骨左縁	V₂
	C₃	白/緑	C₂とC₄を結ぶ線上の中点	V₃
	C₄	白/茶	第5肋間と左鎖骨中線の交点	V₄
	C₅	白/黒	左前腋窩線上のC₄と同じ高さ	V₅
	C₆	白/紫	左中腋窩線上のC₄と同じ高さ	V₆

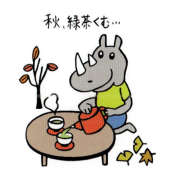

　しかし、ここでまた問題が発生します。タコの足のようなコードのどれがV_1でどれがV_6だかよくわかりません。ここでも色が判別ポイントになります。V_1－赤、V_2－黄、V_3－緑、V_4－茶、V_5－黒、V_6－紫と決まっています。覚え方はいろいろありますが、「秋、緑茶くむ〔あ（赤）き（黄）りょく（緑）ちゃ（茶）く（黒）む（紫）〕」という覚え方があります。

ノイズの予防

　「もっとキレイな心電図をとりなさいと怒られます」「キレイな心電図ってどんな心電図ですか？」よくこんな質問をされます。"キレイな"というのは、心臓の電位のみが記録され、余計な雑音（ノイズ）が入って

表2 雑音の種類

心電計自体が原因の雑音	誘導コード・電源コードの断線、電極部の汚れ・さび、コネクタの接触不良など
外部からの雑音	交流雑音、筋電図、基線の動揺、静電気、電磁障害など

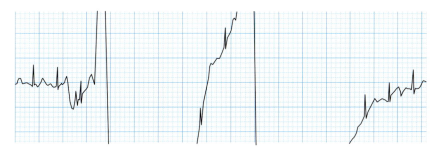

図5 大きな分極電圧が発生して心電図がとれなくなった例

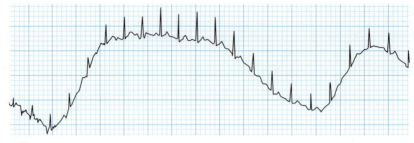

図6 発汗により基線が大きく変動してしまった例

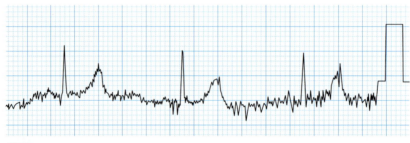

図7 筋電図の混入

いない心電図のことです。雑音には p.23 表2 のようなものがあります。

　p.23 図5 は電極と皮膚の間に抵抗があって生じるノイズの1例です。接触面をアルコール綿などでふき取る、電極を圧着させるなどの方法で改善します。図6 は発汗による基線のドリフト（変動）ですが、呼吸によっても同様の現象を生じることがあります。図7 は筋電図の混入です。患者さんをリラックスさせるだけでとれる場合があります。

まとめ

- ▶ 各電極は決められた位置に装着する。
- ▶ 四肢電極は「アキちゃん・クミちゃん」、胸部電極は「秋、緑茶くむ」と覚える。
- ▶ 電極装着の際はノイズが入らないように気をつける。

2 心電図の種類

標準12誘導心電図

　今どきの心電計は優秀ですから、電源を入れてスタートボタンを押せば、あれよあれよという間に自動的に12誘導心電図が記録されます。キレイな心電図をとるためには、筋電図や呼吸による揺れを防ぐことが大切ですから、患者さんをリラックスさせて、呼吸を止めてもらうか、浅い呼吸をしてもらいましょう。心電図は3誘導ずつしか出てこないものから、12誘導まとめて出てくるものまで、いろいろなタイプがあります。

　普通の順番ではⅠ、Ⅱ、Ⅲ、aVR、aVL、aVF、V₁、V₂、V₃、V₄、V₅、V₆と出てきます。3誘導ずつのタイプはⅠ、Ⅱ、Ⅲで1セット、以下3誘導ずつ4セット出てきます。Ⅰ、Ⅱ、Ⅲを標準（双極）肢誘導、aVR、aVL、aVFを単極肢誘導、V₁〜V₆を胸部誘導といいます。V₁〜V₃を前胸部誘導、V₄〜V₆を左側胸部誘導ということもあります。

四肢誘導

　ⅠからaVFまでの四肢誘導は、手足の電極から得た電気のフレを組み合わせて心電図にしています。心臓を前から見た（前額面・垂直面）電気の流れです 図8 。

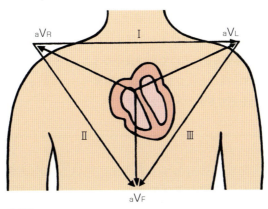

図8　四肢誘導

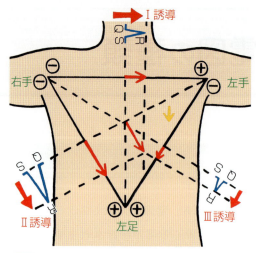

図9 各誘導の信号のベクトル

　心臓の電気信号の強さ（電位）とその方向を各方向に投影したものが心電図です。東京タワーを例にとってみましょう。正面から見るとタワーですが、真上からみると点ですし、斜めから見ると短く見えますよね。逆立ちしてみると上下逆になります。つまりどの方向から見るかで大きさも方向も変わるわけです。矢印（ベクトル）にすると、その長さが電位で、向きが方向です（p.25 図8）。

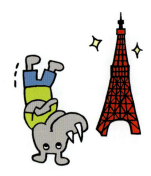

　ある瞬間の信号のベクトルを各誘導で見ると、高さも向きもすべて変わりますが、いずれも同じものを各方向に投影しているからなのです 図9。

もっとくわしく！

あるベクトルを設定方向の成分に分解することを投影といいます。お昼ごろ、太陽は上から照るので影が短く、朝夕は横から照らされるので影は長いですよね。これも投影です。誘導とはつまり、心臓の興奮ベクトルにどこから光を当てるかということです。

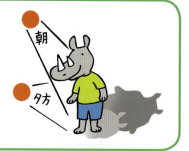

　この電位は時間とともに変化していますから、各瞬間の電位を時間経過とともに各方向に投影しているのが心電図の正体です。

胸部誘導

　胸部誘導は心臓を取り囲むようにつけた電極からの電位で、心臓を上からのぞいた（水平面）電気の流れです。心室の電位はQRS波ですが、V_1方向から見た場合と、V_6方向から見た場合は波形が違います 図10 。しかし四肢誘導と同様に、同じ電位を各誘導に投影しているだけです。図10 では心室の興奮のベクトルがV_5に向いているので、V_5で最も高い陽性のフレ、V_1では去っていくベクトルなので陰性のフレになっています。

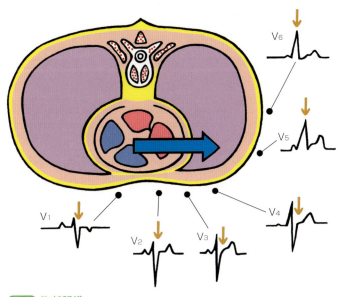

図10　胸部誘導

覚えよう！

▶ 前額面の電気の流れ：標準（双極）肢誘導Ⅰ・Ⅱ・Ⅲ、単極肢誘導aV_R・aV_L・aV_F
▶ 水平面の電気の流れ：胸部誘導 $V_1 \sim V_6$

モニター心電図

心電図を監視するための装置です。リードを直接モニターに接続する方法と、送信機から無線で情報を端末に飛ばして、ナースステーションで監視する方法があります。モニター画面では25 mm/秒で波形を流して観察します。

電極は3極が一般的ですが、5〜12極のものもあります。3極の場合、電極はシールになっており、リードの先端はホックかクリップでシールに固定します。リード先端には色がついていて、赤・黄・黒（緑）の3色です。装着位置は、赤が右鎖骨下の上胸部、黄が左鎖骨下、緑が側胸部で左肋骨の下端あたりです 図11 。鎖骨の下は筋肉量が比較的少なく、筋肉の動きによるノイズ（筋電図）が少ない位置です。また肋骨上は体動による影響が少ない位置です。

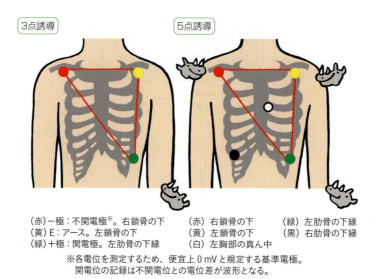

（赤）−極：不関電極※。右鎖骨の下　　（赤）右鎖骨の下　　（緑）左肋骨の下縁
（黄）E：アース。左鎖骨の下　　　　　（黄）左鎖骨の下　　（黒）右肋骨の下縁
（緑）＋極：関電極。左肋骨の下縁　　　（白）左胸部の真ん中

※各電位を測定するため、便宜上0 mVと規定する基準電極。
関電位の記録は不関電位との電位差が波形となる。

図11　モニター心電図の装着位置

電極3点で誘導の切り替えが可能です。例えば赤と黄色の電極でⅠ誘導、また黒（緑）の電極をアースとして、黄の電位を記録すれば、aV_Fが表示されます。通常装着した状態ではⅡ誘導が出るように設定されます。

モニター心電図は誘導が限られていますので、主に不整脈の監視用です。12誘導のように心臓全体の状態を判断するのには不適ですが、24時間連続観察でき、また状態

の変化による心拍数や不整脈が観察可能です。最近は血圧や酸素飽和度も同時にモニターし、過去のデータを記憶しておく機能も充実していますので、患者さんの状態観察にはとても有用です。

ホルター心電図

1961年にホルター博士が開発したので「ホルター心電図」と名づけられました。「ホルダー心電図」と濁って発音している人はいませんか？　ホルター心電図は携帯式の記録装置に長時間の心電図を記録して解析するものです。電極は3〜5極が主流で、現在は相当小さい装置になっています。装置をつけたまま24時間通常の生活をして、そのデータを解析します。解析は通常2つの誘導を用いますが、モニター心電図同様、主に不整脈を診断します。ただし胸痛患者さんでは、ST-Tの変化で狭心症の診断に用いる場合もあります。

ホルター心電図に用いられる誘導

NASA：胸骨上端と下端に置く電極。aVFまたはV₁に相当し、P波がよく検出できる。
CM5：胸骨上端とV₅の位置に置く電極。ⅡまたはV₅に相当し、P波とST-T変化を検出できる。

負荷心電図

心臓に対して負荷をかけて心電図変化をみるものです。負荷は主に運動負荷です。運動によって心拍数、血圧を上昇させて心筋の仕事量を増加させますが、目標の心拍数は年齢に合わせて設定されています。ただし自覚症状や血圧、心電図の変化を見ながら無理のないところで負荷を終了します。

ローラーによって床を動かして、そのスピードや傾斜を変化させることで、運動の強度を変えながら心電図変化を見るものをトレッドミル負荷心電図といいます。自転車型の負荷装置をエルゴメーターといいます。階段昇降による運動負荷はマスター負荷といいますが、トレッドミルやエルゴメーターと違い、12誘導をモニターしながらの検査ができないのが難点です。

負荷心電図は12誘導の変化をとらえる検査ですので、労作性狭心症の診断に威力

を発揮します。そのほか運動負荷時の不整脈の出現や、運動能力の判定に用いる場合もあります。

覚えよう！

- ▶ モニター心電図：持続観察する心電図。不整脈の監視が主な目的。入院患者さんが対象。
- ▶ ホルター心電図：24時間の心電図波形を記録・解析する。不整脈、狭心症診断用。主に外来患者さんが対象。
- ▶ 負荷心電図：心臓に負荷をかけて心電図変化を見るもの。主に狭心症診断が目的。外来、入院患者さんともに対象。

記録紙のよみかた

　心電図は心臓の電気活動をモニターあるいは記録紙に描き出すものです。横の間隔は時間を表しています。記録紙の紙送りの速度は通常25 mm/秒です。心電図の背景は1 mmきざみの方眼紙になっていて、5 mmごとに太い線になっています。1 mmを心電図の世界では1コマといいます。25 mmが1秒に相当しますので、1 mmでは1秒÷25 mm＝0.04秒、つまり1コマは0.04秒になります。

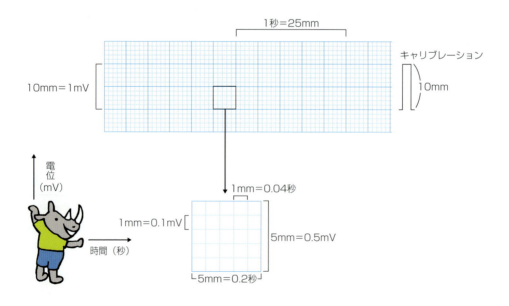

縦の高さは電位の強さを表し、普通に記録すると1 mmは0.1 mVに相当します。心室は心筋細胞が多いので心室の興奮は大きなフレになり、心房筋は薄く細胞も少ないので小さなフレになります。

　縦方向も調整できます。通常1 mmは0.1 mVに設定されていますが、フレが大きく、紙からはみ出すような場合は、縦方向を半分に圧縮して1 mmを0.2 mVに変えることができます。胸部誘導ではよくこの調整を行います。どんな設定をしているかは、心電図の端の長方形の波を確認します。これを校正波（キャリブレーション）といい、最近の心電計は自動で入れてくれます。その高さは1 mVを表します。通常では1 mmが0.1 mVですから、10 mmが1 mVです。つまり通常ではキャリブレーションが10 mmの高さで入ります。縦方向に半分に圧縮した場合、1 mmは0.2 mVとなり、5 mmが1 mVに相当し、キャリブレーションの高さは5 mmになります。

覚えよう！

- ▶心電図には、心房の興奮と心室の興奮の2種類しか記録されない。
- ▶心電図の横軸は時間を表し1 mm＝0.04 秒、縦軸は電位の大きさを表し1 mm＝0.1 mVに相当する。

引用・参考文献
1) 田中喜美夫. テクノ通信講座テキスト アクティブ心電図①〜⑥. 東京, テクノコミュニケーションズ, 2008.

Memo

第3章

今度こそマスター！心電図を読むコツ

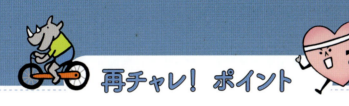

再チャレ！ポイント

- ☐ 心電図の各波の意味と解読法を学び、モニター心電図監視に必要な"正常"心電図を理解しましょう。

- ☐ 実際の波形を用いて、ドミノ心臓と比較しながら、正常な心電図を復習しましょう。

- ☐ ただちに救命処置を必要とする致死性不整脈から、経過観察で問題のない不整脈まで、重症度別の不整脈の種類と対応を理解しましょう。

- ☐ 期外収縮、頻脈、徐脈の診断と重症度、その対応についてより深く理解しましょう。

1 正常波形と異常波形

心臓の電気活動をおさらい

あらためて大切なこと。それは「心電図は心筋の電気現象を図にしている」ということです。p.12〜伝導のところでも説明したように、電気現象を生じる心筋は心房筋と心室筋です。したがって、心電図には心房筋由来か心室筋由来の2種類の波しか出現しません。

モニター監視は基本です。ここではモニター心電図の正常波形と異常波形について勉強しましょう。まず心臓の電気活動と動きについて心臓ドミノで復習します。

洞結節ドミノは自動能をもちます。右心房の右上に陣取り、周期的に規則正しく繰り返し勝手に倒れる性質をもっています（①）。洞結節ドミノの転倒によって、心房ドミノはその周囲からいわゆるドミノ倒しで全心房に波及して心房が収縮します（②）。

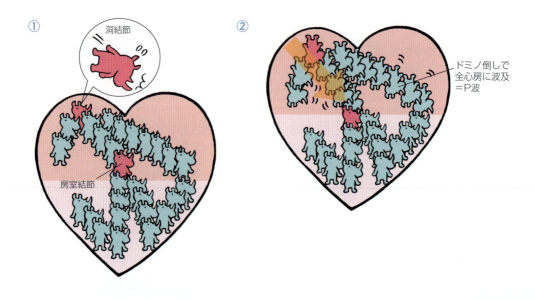

34

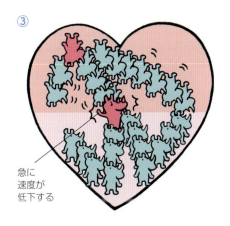

急に速度が低下する

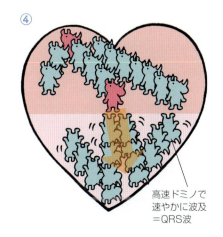

高速ドミノで速やかに波及＝QRS波

これがP波となりますが、全体の倒れ方を矢印にすると右上から左下に向きます。房室結節エリアにドミノは収束して、ここで進行が急に遅くなります（③）。ヒス束から心室エリアに入ると、脚－プルキンエ高速ドミノで速やかに心室全体に波及してQRS波となります（④）。T波は心室ドミノが再整列している様子を表します（⑤）。心室ドミノの進行方向も右上から左下になります。

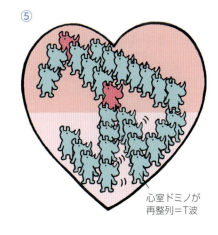

心室ドミノが再整列＝T波

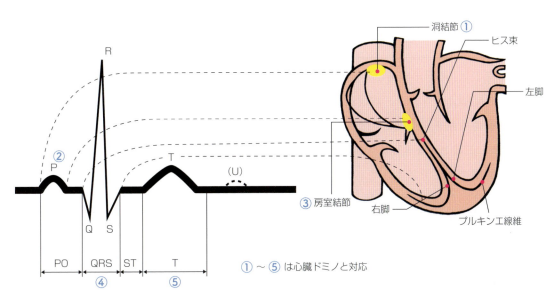

①〜⑤は心臓ドミノと対応

わざわざ心房・心室とも電位全体が右上から左下に向かうと強調したのは、まさにⅡ誘導と同じ方向だからです。心電図では誘導の方向に向かう波を陽性（上向き）に表すので、P波、QRS波とも正常では上向きのフレになります。

「これは正常！」と断言できる心電図がわかれば、モニターの読みはできたも同然です。なぜなら正常から外れていれば、それが何かを解析してどう対応すればよいかわかるからです。

正常波形と異常波形を理解しよう

P波

個人差や誘導により、小さくて判別が難しいこともあります。高さすなわちP波のピークは大きくても0.2mV（方眼紙で2mm）で、高い場合は異常ですが、低いものは個人差と考えてください。正常幅は長くても0.08秒（2mm）ほどです。幅が狭い場合は問題になりませんが、広い場合は脱分極の完了まで時間がかかっていることを意味し、異常と判断できます。

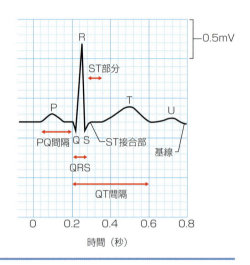

PP間隔

正常では、心房の興奮は洞結節からの信号で開始するため、PP間隔は洞結節の信号発生の間隔になります。規則正しく、周期的に出現しているのが正常です。洞結節の脱分極の周期を洞周期というため、PP間隔＝洞周期になります。安静時は50～100回/分を正常としますが、時間に直すと0.6秒～1.2秒、方眼紙では15～30mmで、一定間隔で同じP波が出ていれば正常です。洞調律では心拍数50回/分未満が洞徐脈、100回/分以上が洞頻脈ですから、30mm（1.2秒）を超える場合が洞徐脈、15mm（0.6秒）より短い場合が洞頻脈です。

PQ 間隔

　PQ 間隔は各心拍で一定なのが正常です。またこの間隔が狭いということは房室間の伝導が速い、間隔が広いということは房室間の伝導が遅く時間がかかっているということを意味します。PQ 間隔は WPW 症候群など特殊な場合を除いて、短いのはあまり問題としませんが、長い場合は異常です。0.20 秒（5 mm）までを正常、0.21 秒以上は PQ 延長とします。

RR 間隔

　QRS 波から次の QRS 波までの間隔です。これは心室興奮から次の心室興奮までの時間を意味します。正常では規則正しく周期的です。

　心室が 1 分間に収縮する回数を心拍数といいますが、心室の興奮周期、つまり RR 間隔がわかれば心拍数も算出できます。例えば RR 間隔が 1 秒で規則正しい周期で出現していれば、心室は 1 秒間に 1 回収縮します。1 分間つまり 60 秒間では 60 回収縮し、この場合の心拍数は 60 回/分です。同じように RR 間隔が 2 秒であれば、心室は 2 秒ごとに収縮を繰り返していますから、60 秒間では 30 回の収縮をすることになり、心拍数は 30 回/分となります。

心拍数の算出法

　RR 間隔を mm から秒に直すには 25 倍します。
RR（秒）＝RR（mm）×25
　それを心拍数に換算するには、60÷RR（秒）です。mm の測定値から計算すると、心拍数＝60÷(RRmm×25)。これをまとめると、心拍数＝60÷(RR mm×25)＝60×25÷RR（mm）＝1,500÷RR（mm）となります。
　記録紙は方眼紙になっていて、5 mm（5 コマ）ごとに太い線になっています。5 mm は 5×0.04＝0.2 秒です。太い線の上にある R 波を探して、次の R 波がどの間隔で出現するかで心拍数がわかります。もし次の太い線つまり 5 mm のところなら、心拍数＝1,500÷5 あるいは 60÷0.2 で 300 回/分です（実際にはありえませんが…）。同様に 2 回目の太い線 10 mm なら 10×0.04＝0.4 秒となり、心拍数＝1,500÷10 あるいは 60÷0.4＝150 回/分となります。以下同様に 15 mm では 100、20 mm では 75 となります。つまり 5 コマごとに 300・150・100・75・60・50・43・38・33・30……と太い線上の R 波を探して、5 コマごとの太い線を数えながら計算していきます。例えば 20 コマと 25 コマの間に次の R 波があれば 75 と 60 の間で、その心拍数は 60 から 75 の範囲となります。

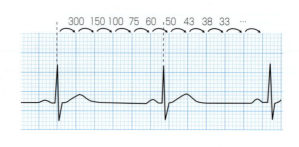

　心拍数の正常値はテキストによって異なりますが、臨床的には50～100回/分とします。50回未満を徐脈、100回以上を頻脈とします。50回/分はRR間隔に換算すると1.2秒になります。つまり1.2秒に1回の周期でQRSが出現すると、心拍数は50回/分です。同様に考えると100回/分は0.6秒にあたります。すなわちRR間隔の正常値は0.6～1.2秒です。

　これを方眼紙に直すと、1 mmが0.04秒ですから、0.6秒は0.6÷0.04＝15 mm（コマ）となり、下限が15 mm（コマ）となります。1.2秒は1.2÷0.04＝30 mm（コマ）で、上限が30 mm（コマ）です。つまり0.6～1.2秒はmmに換算すると15～30 mm（コマ）になるわけです。

　正常では心臓のリズムは洞結節が支配しています。房室伝導時間、つまり心房から心室への伝導時間が一定ならば、洞周期が心室興奮周期になります。心電図に当てはめると、PQ間隔が一定であれば、PP間隔とRR間隔は同じになります。PP間隔を右にPQ間隔の分だけスライドさせればRR間隔になります。つまりPP間隔の正常値もRR間隔と同じということになります。そもそも本来、心室周期は洞結節が決めているわけで、洞結節の周期の正常値が0.6～1.2秒なのです。

QRS波

　ヒス・脚・プルキンエ線維という通常の経路で伝導すれば、素早く脱分極が完了し、短時間でQRS波が終了します。正常では0.12秒、つまり3 mmまでで、それ以外を明らかな異常とします。QRS幅が正常ということは、心室内の正常伝導路を正常な速度で伝導していることを意味します。逆に言えば、広いQRS波は心室起源のために高速の正常伝導路を通らずに心室に行き渡っているか、ヒス束から伝導しても途中に通行止め（脚ブロックなど）があるために、心室全体に行き渡るのに時間がかかっているということです。

T波

　心室の再分極を意味します。QRSの終了部分をST接合部（ST junction）と呼び、ST接合部からT波の始まりまでをST部分（ST segment）といいます。T波は心筋の収縮からの回復過程を表します。ST-T部分は心筋障害や肥大など心室筋の異常を反映します。

QT時間

　QT時間はRR間隔に依存して変化し、RR間隔が長くなるとQT時間も延長します。そのため、RR間隔で補正した数値を用いて異常を判定します。RR間隔の中央より長ければQT延長と考えてよいでしょう。QT延長は電解質異常や薬剤の影響などで見られます。

U波

　T波の後、P波の前の小さく緩やかな波で、正常では見られないことが多いです。心室起源の波ですが、どのようなメカニズムかははっきりしていません。低カリウム血症や狭心症で見られることがあります。

まとめ

- ▶ P波は心房興奮。高過ぎ・広すぎだと異常。
- ▶ PP間隔は心房興奮の間隔。正常では洞周期。0.6〜1.2秒（15〜30 mm）が正常。
- ▶ PQ間隔は房室伝導を反映。0.20秒（5 mm）を越える延長は異常。
- ▶ RR間隔は心室興奮の周期。PQ間隔が一定なら洞周期に一致する。正常値は洞周期と同じく0.6〜1.2秒。
- ▶ QRS波は心室興奮。幅は0.12秒程度までが正常。
- ▶ T波は興奮の終了（再分極）。
- ▶ QT時間はRR間隔中央までをおおむね正常とする。

正常心電図の3ステップ

前述をもとに、以下の3ステップを満たせば「正常」な心電図と判断します。

 正常心電図の3ステップ

ステップ1　同形のP波が15〜30 mm（0.6秒〜1.2秒）の等間隔で現れる→==洞結節信号〜心房収縮が正常==

ステップ2　PQ間隔が一定で5 mm（0.20秒）以下である→==房室伝導が正常==

ステップ3　QRS波が3 mm（0.12秒）まで→==心室内の伝導が正常==

　このステップに進む前に、まず波形全体を見てみましょう。QRS波は目立つので、RR間隔の長短や不整、形や幅の違うQRSに違和感を持ちましょう。次にP波を探して以下のステップ①〜③の順で読み解きます。

ステップ1

　同じ形の陽性P波（洞性P波）が一定周期で出現し、PP間隔が15から30 mm（0.6秒〜1.2秒＝50〜100回/分）の間にあれば、洞結節が正常で、心房が洞周期で収縮しています。

ステップ2

　洞性P波に続いてQRS波が出現し、PQ間隔が一定で5 mm（0.20秒）以下だと房室伝導が正常です。

ステップ3

　同じ形の陽性QRS波で3 mm（0.12秒）未満だと、心室伝導はヒス束–脚–プルキンエ線維を正常に伝導しています。

では実際に下の波形を見てみましょう。

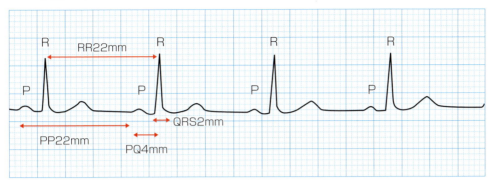

ステップ前：全体は整っています。RR は 22 mm で、心拍数は 1,500÷22＝68 回/分です。

ステップ1：P 波は陽性で同じ形です。等間隔 22 mm なので洞結節〜心房は異常なしです。PP＝RR で心房は 1,500÷22＝68 回/分で規則正しく見られています。

ステップ2：PQ 間隔は一定で 4 mm（＝0.16 秒）です。洞性 P 波に QRS が続いており、房室伝導は異常なしです。

ステップ3：QRS は狭くて陽性です。幅は 2 mm（0.08 秒）で異常なしです。

↓

洞調律で心拍数 68 回/分の異常なし

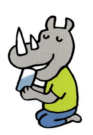

2 さまざまな不整脈

ここでは、みなさんが難しいと考えている不整脈をシンプルに4つに分けて解説します。

不整脈解読のポイント

①致死性不整脈とその予兆がある場合→緊急の対応が必要。
②期外収縮：本来のタイミングよりも早期に興奮が出現→場合によっては報告。
③頻脈：心拍数が100回/分以上→まず解読、場合によっては報告。
④徐脈：心拍数が50回/分未満→まず解読、場合によっては報告。

致死性不整脈

対応しないと生命に関わる不整脈を致死性不整脈といいます。心静止、心室頻拍、心室細動、高度な徐脈・頻脈は致死性不整脈であり、循環不全による意識障害やショック、心肺停止といった重篤な症状を呈します。予測不能な場合もありますが、前兆が胸部症状やバイタルサインの変化、モニター心電図の変化に表れることがあるため、「おかしい」と思ったらすぐに報告して、12誘導心電図を記録したり厳重な観察を行うことが必要です。

致死性不整脈をきたす可能性があり厳重監視対象

1. **不安定な心疾患がある場合**
   心不全急性期、心機能低下例、急性心筋梗塞急性期など。
2. **全身状態が悪い場合**
   腎不全急性増悪時、脳卒中急性期、重症肺炎など。

心静止

　急変があって、心電図がフラットならば心静止です。モニターが外れてもこの波形ですが、その場合は状態に変化はないはずです。心室ドミノが動かない状態といえます。

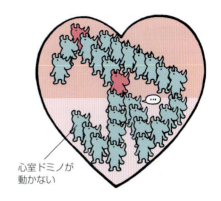

心室ドミノが
動かない

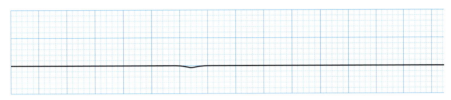

心室細動

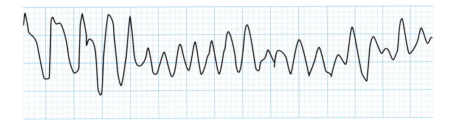

　心室が痙攣している状態で、ポンプ機能は失われています。心室ドミノが各部位でピクピクと揺れているだけの状態です。

　心静止と心室細動は循環停止の状態で緊急対応です。医師に緊急コールを行い、蘇生のために応援を呼びます。救急救命のためのカート（挿管セット、薬品類、ライン類など）、ベッドサイドモニター、除細動器が必要です。心静止は除細動を行いませんが、心室細動は迅速な除細動が必要です。心臓マッサージをしながら救命処置を開始します。

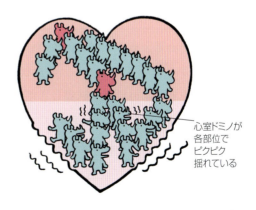

心室ドミノが
各部位で
ピクピク
揺れている

心室頻拍

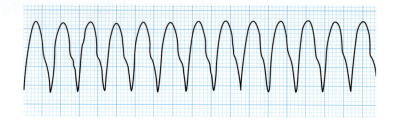

　幅の広い下向きの QRS 波が RR 間隔 7 mm（210 回/分）で出現しています。心室で発生する頻拍なので心室頻拍といいます。心室ドミノが洞結節を無視して勝手に転倒を繰り返しています。

　意識がある場合は循環機能が保たれているはずです。バイタルサインの確認、症状の聴取、呼吸状態、血圧、脈拍、酸素飽和度、麻痺の有無などを素早く確認して報告します。また医師の指示を仰ぎ、酸素投与、静脈ラインの確保を行います。12 誘導心電図、血液ガス、採血、胸部 X 線などの検査を行い、急変の原因をつきとめて対処します。

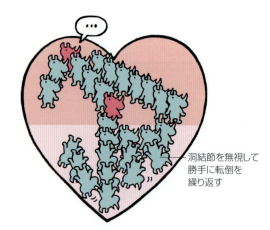

洞結節を無視して勝手に転倒を繰り返す

突然の徐脈

　モニター心電図あるいは脈拍触知で徐脈だった場合は、急変の原因が徐脈によるものかどうかを判断しましょう。全身状態の悪化や急性の呼吸不全でも徐脈になるので、まず患者さんの状態を把握します。もし徐脈が原因で急変している場合は、ペースメーカー（→p.112〜）が必要になる可能性が高いので、すぐに報告しましょう。

　次ページの心電図は高度徐脈の心電図です。RR 間隔が広くなり、心拍数は 20〜30 回/分まで低下しています。この場合の原因は、心房からの興奮が心室に伝導しない房室ブロック（→p.63〜）ですが、原因にかかわらず心拍数の突然の低下は循環不全をきたすため、緊急の対応が必要です。

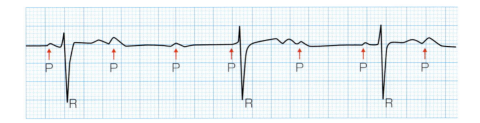

突然の頻脈

　突然の頻脈を認めた場合は、余裕があれば12誘導心電図をとりましょう。幅広QRS頻拍の場合はモニター監視、報告とともに除細動を準備しましょう。正常幅のQRS頻拍の場合は、循環状態が悪い場合は除細動を行うこともありますが、原則的には医師に報告の上、処置を仰ぎます。モニターと状態の継続観察は必要です。意識状態、バイタルサインの急激な悪化があるため、モニター心電図に変化があれば、救急対応に加えて、可能であれば12誘導心電図を記録しておきましょう。

なぜモニター心電図が必要なの？

　心電図は検査ツールの一つです。採血や採尿データ、CT やエコーなどの画像データ、さらには血圧や酸素飽和度などのバイタルサインと同様に、患者さんの状態を示す指標の一つです。みなさんがモニター心電図を恐れるのは、看護師が監視し、変化をとらえて対応しなければいけないからです。

　では原点に戻ってなぜモニターが必要なのかをはっきりさせておきましょう。心疾患の病歴がなく問題なく終わった非心臓手術後、延命しない終末期、心疾患の既往があるが別の疾患で入院など、さまざまなケースでモニター心電図の指示が出ますが、循環動態の把握や不整脈のために厳重な監視が必要な場合と区別しておきましょう。心血管が原因でもそれ以外の病状が原因でも、症状やバイタルサインの変化に加え、必ず心拍数の変化や不整脈の発生などモニター心電図に変化をきたします。原因の究明や病態の変化をとらえるためにも、状態が変化する前からの時系列のモニター心電図の監視、その時点で12誘導心電図をとることがとても有用です。

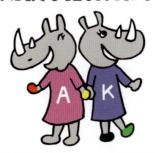

> ### 致死性不整脈のまとめ
>
> ▶ 放置すれば生命に危機を及ぼす不整脈。まず致死性不整脈が生じて循環機能が破たんする場合と、低酸素血症や電解質異常など循環機能の背景に異常があって生じる二次的な致死性不整脈があるが、いずれにしても除細動を含めた救命処置を要する。
> ▶ 心静止、心室細動、意識障害を伴う心室頻拍は手順通りに救命処置を！
> ▶ 循環不全（血圧低下、呼吸不全、意識障害など）を伴う徐脈・頻脈は報告・観察・緊急処置の準備と介助を行う。

期外収縮

期外収縮とは、本来は興奮すべきでない心筋が不規則に発火する不整脈です。心臓ドミノでいえば、本来は隣のドミノから倒されるべきドミノが勝手に倒れてしまう現象です 図1 。心房性（A）と心室性（V）の2種類あります。

心房筋ドミノが勝手に倒れる場合を心房（上室）期外収縮（Premature Atrial Contruction；PAC）、心室筋ドミノが勝手に倒れるのを心室期外収縮（Premature Ventricular Contruction；PVC）といいます。

図1 期外収縮のイメージ

心房（上室）期外収縮（PAC）

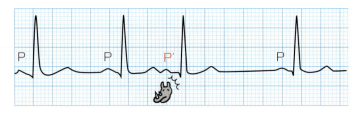

基本は洞調律ですが、洞周期より早いタイミングで心房から発火します。上の心電

図の3拍目は洞性Pよりも早いタイミングで出現する心房収縮（異所性P波、P'波）です。ヒス束以下は正常伝導なので、幅の狭い正常QRS波になります。3拍目のP'波は、洞結節から倒れてくるドミノを待たずに、暴発ドミノが勝手に倒れてできる心房波です。ヒス束以下は正常に倒れるためQRS波は同形です。

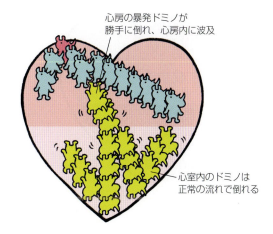

1. 段脈

正常調律数回に期外収縮1回のパターンを繰り返します（2段脈、3段脈）。期外収縮があるサイクルで周期的に出現しているもので、不整脈のパターンにすぎません。

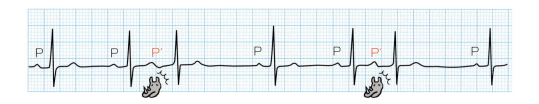

上の心電図では洞調律2回で3回目に心房期外収縮を繰り返しています（PACの3段脈）。心房内の暴発ドミノが洞調律2回の後に1回勝手に倒れるというパターンを繰り返しています。1回の洞性P波の後に暴発P'を繰り返せば「PACの2段脈」といいます。

2. 連発

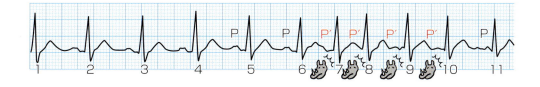

期外収縮が2連続以上発生しています。6拍目までは洞性P波ですが、7拍目以降は4連続でPACが連発しています。心房内ドミノが連続して暴発転倒を起こしている状況です 図2 。

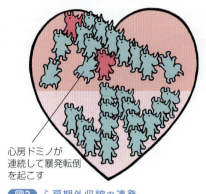

図2 心房期外収縮の連発
心房ドミノが連続して暴発転倒を起こす

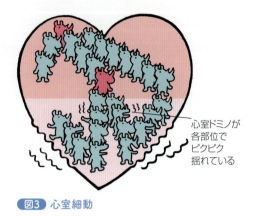

図3 心室細動
心室ドミノが各部位でピクピク揺れている

　心房内で発生する不整脈は、何であれ房室結節・ヒス束という経路を通過しないと心室には侵入できません。この房室結節は心臓内で一番不応期が長く、フィルターの役割を果たします。不整脈の究極の悪化は「細動」という筋肉の痙攣状態です 図3 。字のごとく筋肉がピクピクと細かく微動しているだけで、ポンプ機能は消失します（→p.43 心室細動）。心房と心室では心室がメインのポンプです。心室がポンプとして働いていれば循環は保たれます。心房性不整脈の究極は心房細動で、心房のポンプ機能は失われますが、房室結節・ヒス束フィルターで心室は守られるため、循環機能は保たれます。つまり幅の狭いQRS波が不規則なタイミングで頻発しても、所詮は心房内の出来事なので、緊急対応は不要です。病状や疾患にもよりますが、記録にとどめる程度でよいでしょう。

 重要！

幅の狭い正常QRS波＝心房性で心配なし。

心室期外収縮（PVC）

　心房のリズムとは無関係に、正常QRS波ではない幅広・異形のQRS波が見られます。心室内からの異常信号発生が原因です。心室ドミノの一つが暴発して自発転倒した状況です。

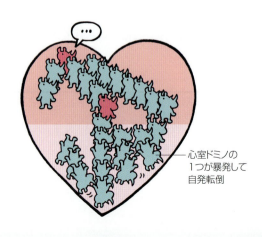

心室ドミノの1つが暴発して自発転倒

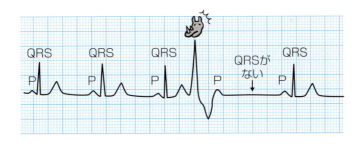

　上の心電図では3拍目までは P、PQ、QRS は正常ですが、4拍目に幅が広い形の異なる QRS 波が洞周期よりも早いタイミングで見られます。心室起源の電位なので、心室内の興奮伝導に時間を要し（幅広）、通常の経路を通らないので形が違います（異形）。

　洞結節～心房は関係なく収縮していますので、洞性 P 波は規則正しく出現します。4拍目の P 波の後に QRS 波がないのは、PVC が出現したために房室間に不応期が残って心室に興奮が侵入できなかったからです。通常のドミノ倒しの繰り返しの間に、心室ドミノの一つが勝手に倒れて心室内に波及し、心室ドミノが起き上がる前に正常ドミノがやってきたため、4拍目の心房ドミノは心室に入れなかったのです 図4 。

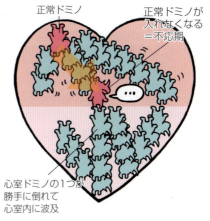

図4　不応期のイメージ

1. 段脈

　正常調律数回目に期外収縮1回のパターンを繰り返します（2段脈、3段脈）。

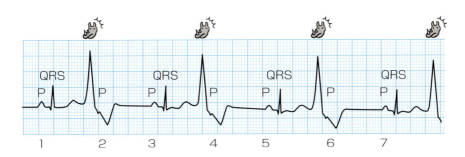

　上の心電図では洞調律が1回見られた後、2回目は心室期外収縮というパターンを繰り返しており、心室期外収縮の2段脈です。洞性 P 波は規則正しく出ていますが、2・4・6拍目の P 波は不応期のため心室に伝わっていません（PVC の T 波の中に埋も

れてわかりづらいですが)。

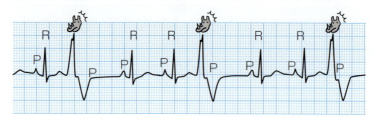

　上の心電図は洞調律2回で3回目に心室期外収縮が出現するパターンを繰り返す心室期外収縮3段脈です。心室ドミノが正常2回の後に1回暴発転倒するパターンが繰り返されています。形が同じですから、同じドミノが暴発しているとわかります。

2. 連発

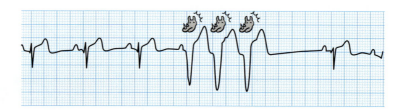

　上の心電図は期外収縮が2連続以上発生しています。3拍の洞調律の後、洞周期より早く幅広・異形のQRSが3連続で出現しています。心室期外収縮の3連発です。

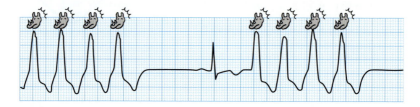

　上の心電図は心室期外収縮4連発、1拍洞調律を挟んで再び4連発です。3連発以上で持続しない心室期外収縮を非持続性心室頻拍（Non Sustained VT；NSVT）またはショートランといいます。心室期外収縮が連発する場合はその周期も重要で、この場合はPVCのRR間隔が10 mm（0.4秒）で、これが持続すれば1,500÷10＝150回/分の心拍数の心室頻拍となります。同じ形のPVCですか

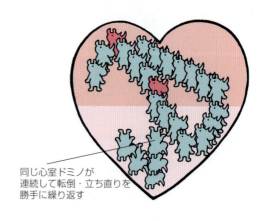

同じ心室ドミノが連続して転倒・立ち直りを勝手に繰り返す

ら、同じ心室ドミノが連続して0.4秒ごとに転倒・立ち直りを勝手に繰り返しています。

3. 多源性

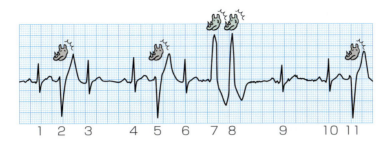

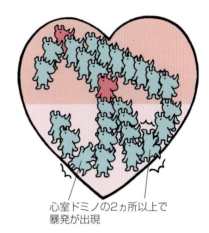

心室ドミノの2ヵ所以上で暴発が出現

　2ヵ所以上に期外収縮の起源があるものを多源性といい、心電図上は心室内の信号の伝導の仕方が違うため、形の違うPVCが見られます。上の心電図の2・5・11拍目は下向きのPVC、7・8拍目に上向きのPVC（2連発）を認めます。違う形＝起源が違うPVCで、この場合は2ヵ所の起源を読み取れます。心室ドミノでは2ヵ所以上で暴発が出現しています。ドミノの倒れ方が違うのでQRS波の形も違います。

4. R on T

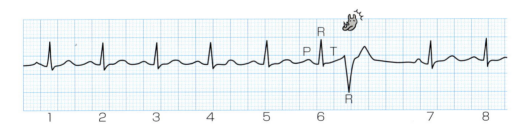

　PVCが先行波形のT波頂上付近に出現する＝早いタイミングで出現するPVCです。上の心電図では6拍目のP、QRS、Tと正常波形が連続し、T波の頂上付近に幅広で下向きのQRSが見られます。心室の収縮直後は心室筋が不安定な状態（受攻期という）で、そこに刺激が入ると心室細動をきたす危険性が高くなります（次ページ波形）。心室ドミノは正常ドミノが立ち上がる前後の不安定な時期（受攻期）に暴発し

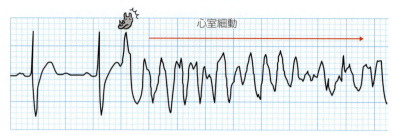

R on T 型 PVC を契機に心室細動となっている。

て、全心室筋を立ち上がれない"細動"状態にしてしまいます。

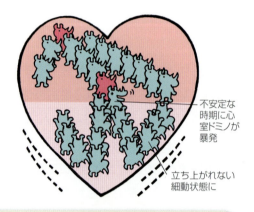

不安定な時期に心室ドミノが暴発

立ち上がれない細動状態に

期外収縮のまとめ

▶ 上室期外収縮の究極は心房細動、心室期外収縮の究極は心室細動。
▶ 緊急対応：PVC から心室頻拍、心室細動への移行。
▶ 今すぐ報告：PVC の増加・連発・多源性・R on T の出現。
▶ 後で報告・記録のみ：単発の PVC、すべての PAC。

頻脈

　心拍数が 100 回/分以上の不整脈です。幅広 QRS 頻拍の場合は心室頻拍と考え、救命処置・除細動を行います（→p.44）。心室性でない場合もありますが、より重症な場合を考慮して対応します。正常幅 QRS 頻拍の場合、循環状態が悪い場合は除細動を行うこともありますが、原則的には医師に報告の上、指示を仰ぎます。モニターと状態の継続観察が必要です。

心房性（上室）頻拍

　洞調律と同形の幅の狭いQRSの頻脈で、心室内は正常伝導です。心房内での頻拍なので、連動して心室も頻拍になることが多いのですが、房室結節での遮断能力（不応期）によって心室の心拍数は決まります。不応期が短く興奮を通しやすい房室結節であれば、心拍数は増加してより頻脈に、逆に不応期が長くなれば心房からの高頻度刺激が心室に伝わらず心拍数は低下します。

> **覚えよう！**
>
> **出会う機会が多い心房性（上室）頻拍**
> ・洞頻脈（sinus tachycardia；ST）
> ・心房細動（atrial fibrilation；AF）
> ・心房粗動（atrial flutter；AFL）
> ・心房頻拍（atrial tachycardia；AT）
> ・発作性上室頻拍（PSVT）

1. 洞頻脈（ST）

　洞性P波の出現周期が短くなって頻脈となっている心電図を洞頻脈といいます（15コマ、0.6秒以下）。洞結節の信号発生が頻回になるために起こります。

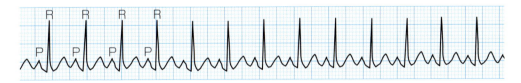

　P波は規則正しく見られますが、PP間隔は約10 mmで1,500÷10＝150回/分の頻度です。PQ間隔は5 mm以内、QRS波も狭く正常です。

　運動、緊張、興奮などの生理的な心身のストレスから、発熱、痛み、脱水、感染、薬剤、甲状腺機能亢進などの病的な心身のストレスまでさまざまな外的な要因によって、交感神経活動の亢進、迷走神経活動の低下、副腎からのホル

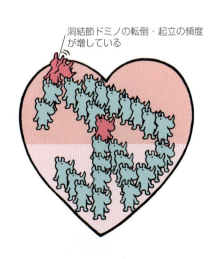

洞結節ドミノの転倒・起立の頻度が増している

モンであるアドレナリンの分泌増加などの反応が生じ、これらの作用が洞結節の脱分極周期を短縮するため頻脈となります。不安や緊張で汗やほてり、そして脈が速くなるのはみなさんも経験したことがあると思いますが、体の中ではストレスに対して自律神経やホルモンに変化が起こり、洞結節を刺激して頻脈になっているのです。つまり心臓のペースメーカーである洞結節ドミノの転倒・起立の頻度が増しているために、心臓全体の興奮周期が短くなり頻脈となっています。

　一時的なストレスに対する洞頻脈はもちろん問題ありません。病的な状態（感染、発熱、甲状腺機能亢進など）に対する反応の結果である洞頻脈でも、洞結節を抑制する薬剤は使用せず、洞頻脈の原因に対する対策を優先します。感染であればその治療、薬剤の副作用であれば薬剤の減量、痛みが原因であれば痛みに対処します。例外として、洞頻脈の持続が循環機能に悪影響を及ぼしている場合や、生理的頻脈でも動悸症状が強い場合は、薬剤の内服や点滴を用いて洞結節の信号発生を抑える場合もあります。例えば甲状腺機能亢進による洞頻脈や、更年期障害で起こる洞頻脈にβ遮断薬を用いて治療する場合などがこれにあたります。しかし繰り返しますが、洞頻脈は原因に対する対処が基本です。

洞頻脈のおさらい

▶ 洞性 P の PP 間隔が 15 コマ（0.6 秒）以下に短縮。PQ、QRS は正常なのが洞頻脈。
▶ 基本的には背景にある原因に対処する。

---

2. 心房細動

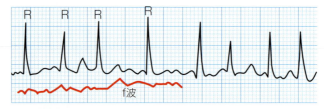

RR 間隔は不規則で 8〜15 mm、心拍数はおよそ 120 回/分程度である。

心房が痙攣をきたしている状態で、心房内のいたるところから600〜800回/分の電気信号を発生しています。洞結節は沈黙して心電図上P波はなく、心房の興奮はf波として不規則な波型を呈します。信号は不規則に高頻度で房室結節に入りますが、遮断機の役割を果たす房室結節で適度にブロックされるため、心室は最大200回/分程度までの頻脈で抑えられます。

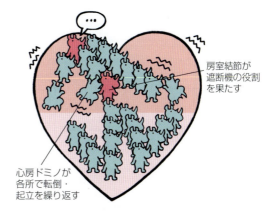

心房ドミノが暴動を起こし、各所で転倒・起立を繰り返します。房室結節には暴動ドミノの転倒が600〜800回/分の頻度でやってきますが、心室には房室結節の転倒・起立能力によって100〜200回/分程度しか伝わりません。

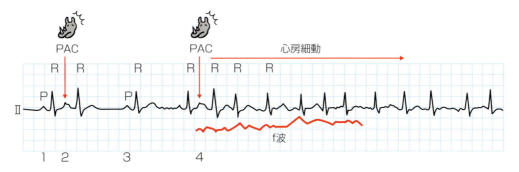

上の心電図では1・3拍目は洞調律、2・4拍目は心房期外収縮（PAC）で、4拍目のPACを契機にRR間隔は不定となり、基線にf波を認め心房細動となっています。一過性に心房細動を発症する場合は発作性心房細動、洞調律に回復せずに固定化している場合を永続性（慢性）心房細動と呼びます。

心房細動のおさらい

▶幅の狭いQRS波が不規則に見られる。
▶洞性P波は見られず、心房痙攣によるf波が特徴。
▶はっきりしないときは12誘導心電図をとり、また発作性の場合は記録に残しておく。
▶緊急の対応は必要ないが、症状が強い、バイタルサインに変化がある、頻脈時報告の指示がある場合は、現在の心拍数とバイタルサインの数値、症状などと合わせて報告する。

3. 心房粗動

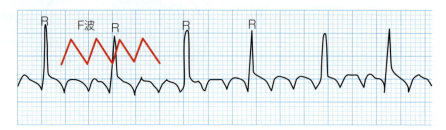

主に心房で三尖弁の周囲を電気信号が旋回（リエントリー）しています。ヒトの心房で電気が旋回する周期は1回0.2秒で、心電図では5 mmに相当します。5 mmごとにノコギリの刃のような波（F波：粗動波）が見られます。一つのギザ波0.2秒（5 mm）は心房1周に相当します。

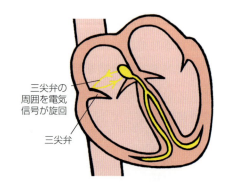

三尖弁周囲のドミノだけが活躍して心房を巻き込むため、洞結節ドミノは沈黙です。高速（0.2秒）で心房を旋回するので、すべてのドミノは心室には伝わらず、2〜4周で1回の心室ドミノ倒しになります。

心房の拍動は1,500÷5＝300回/分で、すべて心室に伝導されると心室の心拍数は300回/分になってしまいま

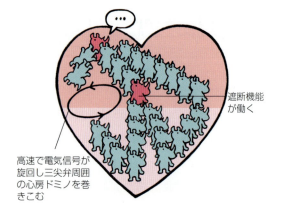

す。しかしここでも房室結節の遮断機能が働き、数周で1回しか心室に通しません。2周で1回なら0.4秒に1回心室に興奮伝導するため心拍数は300回の1/2で150回/分、3周で1回伝導すれば300回の1/3で100回/分となり、それぞれ2：1伝導、3：1伝導の心房粗動といいます。

次ページの心電図は幅の狭い正常QRSで、規則正しいRR間隔は10 mm（0.4秒）なので心拍数は1,500÷10＝150回/分となります。RR間隔が短いのでわかりづらいですが、ギザギザの基線で心房粗動とわかります。心拍数が300回の1/2で150回ですから、2：1伝導の心房粗動です。

F波

心房粗動のおさらい

▶ 幅の狭いQRS波が規則正しく見られる。
▶ 洞性P波は見られず、心房内の興奮旋回によるギザギザ波（F波）が特徴。
▶ F波は0.2秒（5 mm）周期で心房は300回/分で興奮している。伝導比2:1～4:1によって300の約数150～75回/分で規則正しいQRS波が見られる。
▶ はっきりしないときは12誘導心電図をとり、発作性の場合は記録に残しておく。
▶ 緊急の対応は必要ないが、150回/分の2:1伝導の場合が多く、動悸を訴えることが多い不整脈である。症状が強い、バイタルサインに変化がある、頻脈時報告の指示がある場合は、現在の心拍数とバイタルサインの数値、症状などと合わせて報告する。

4. 心房頻拍

洞結節以外の心房内（肺静脈内～心房接合部が多い）からの異常興奮による不整脈です。200～280回/分の異所性P波（P'波）が規則正しく見られます。心室は正常伝導なので幅の狭いQRS波が見られ、心拍数は房室結節の遮断能力で決まります。通りがよい房室結節は心拍数が多くなります。

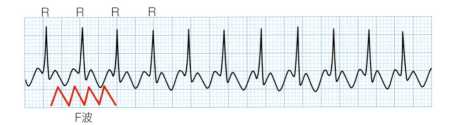

心房の暴発ドミノが高頻度に転倒・起立し、心房内に波及

房室結節ドミノの通過能力によって心室ドミノの転倒・起立頻度が決まる

心房ドミノのあるピースが、突然高頻度（200～280回/分）の自立転倒・起立で暴発して、心房ドミノ全体に波及します。房室結節ドミノの通過能力によって心室ドミノの転倒・起立頻度は決まります。

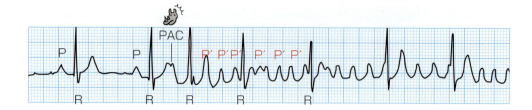

　上の心電図では3拍目のPACを契機に上向きの洞性ではないP'波が規則正しく出現しています。QRS波は正常でRR間隔は20〜25 mmで心拍数は60〜75回/分です。心室は房室結節の遮断機能が働いて頻脈にはなっていませんが、心房はP'P'間隔が4〜6 mm（0.16〜0.24秒）程度でおよそ280回/分の心房頻拍です。

心房頻拍のおさらい

▶ 幅の狭いQRS波が見られる。不整〜整な場合までさまざまである。
▶ 洞性P波は見られず、非洞性のP'波が高頻度に見られる。
▶ はっきりしないときは12誘導心電図をとること。また発作性の場合は記録に残しておく。
▶ 緊急の対応は必要ないが、症状が強い、バイタルサインに変化がある、頻脈時報告の指示がある場合は、現在の心拍数やバイタルサインの数値、症状などと合わせて報告する。

5. 発作性上室頻拍

　電気信号が旋回して起こる不整脈ですが、心房粗動と違い房室結節を含んだ旋回路が特徴で、房室結節内でのリエントリー（房室結節リエントリー性頻拍：AVNRT）と、

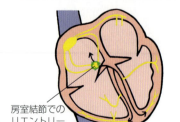

●房室結節リエントリー性頻拍（AVNRT）　●房室リエントリー性頻拍（AVRT）

房室結節でのリエントリー

房室結節と副伝導路を旋回路とするリエントリー

房室結節と副伝導路（ケント束）を旋回路とするリエントリー（房室リエントリー性頻拍：AVRT）があります。どちらも房室結節という伝導速度の遅い伝導路を回路に含むため、心拍数は100〜220回程度まで房室結節の伝導能力が心拍数を決めます。

右図のように、房室結節ドミノを含むドミノ旋回路のドミノ倒しによって、心房ドミノが巻き込まれています。

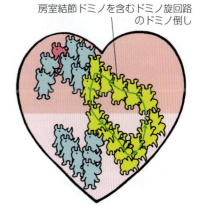

房室結節ドミノを含むドミノ旋回路のドミノ倒し

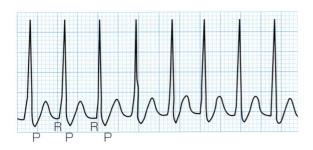

上の波形を見ると、心室以下は正常伝導のため幅の狭い正常QRS波が規則正しく出現しています。洞性P波はなく、心房下部からの信号が下から上に伝わるので、陰性P波がQRS波の後に見られる場合もあれば、QRS波に埋没してはっきりしないことも多々あります。心拍数は旋回路の旋回周期で差があり、突然始まって突然洞調律に戻るのが特徴です。

発作性上室頻拍のおさらい

▶幅の狭いQRS波が規則正しく見られる。
▶洞性P波は見られず、QRS波の中または後に陰性P波が見られることがある。
▶はっきりしないときは12誘導心電図をとること。また発作性の場合は記録に残しておく。
▶救命の対応は必要ないが、多くは突然発症し、180回/分以上の高度な頻脈になるので、動悸症状や気分不快、血圧低下などバイタルサインの悪化をみる場合が多く、薬剤投与などの処置が必要である。現在の心拍数やバイタルサインの数値、症状などと合わせて報告する。

> ### 頻脈のまとめ
>
> ▶ 洞性 P 波がない正常 QRS 頻拍＝心房が頻拍の原因
>   →RR 間隔が一定：心房粗動（F 波）・心房頻拍（P′波の連続）・発作性上室頻拍（QRS に隠れるまたは QRS の後に陰性 P 波）
>   →RR 間隔が不定：心房細動
> ▶ 多くは生命の危機ではないので落ち着いて対応する。基礎疾患や心機能など背景はさまざまだが、頻脈の原因が何であれ以下の方針で対処する。
>   緊急対応：幅広 QRS 頻拍→心室頻拍と考えて対応。
>   すぐ報告：血圧低下、酸素飽和度の低下、冷や汗、呼吸困難など循環不全を伴う場合。
>   後で報告：一過性で、バイタルサインに変化がない場合。
> ▶ どの状況でも周囲の医療者に相談し、情報の共有、発生時の症状やバイタル、状況も含めた記録を（必要なら 12 誘導も）とることが大切！

Memo

徐脈

心拍数が 50 回/分未満の不整脈です。徐脈の原因はたった 2 つだけです。

①洞結節からの電気信号の頻度が減る場合＝洞機能不全
　→洞結節ドミノの働きが悪く、転倒から起立までに時間がかかる。
②心房から心室への伝導に問題がある場合＝房室伝導障害
　→房室結節～ヒス束ドミノの房室トンネルの流れが悪いか遮断されている。

洞機能不全

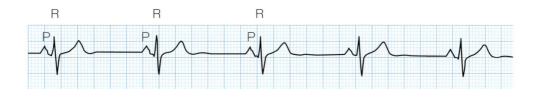

上の心電図の P 波は、陽性 P 波で同じ波形のものが規則正しく見られるため、洞性 P 波と考えます。PQ 間隔も 3 mm（0.12 秒）で正常、QRS も同じ形です。ただ PP 間隔（＝RR 間隔）は 30 mm を越えており、心拍数 48 回/分で洞徐脈です。洞結節ドミノの転倒周期が長くなって、心拍数が 48 回/分に低下しています。

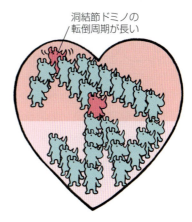

洞結節ドミノの転倒周期が長い

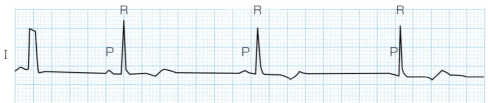

上の心電図は明らかに RR 間隔が長く 35～40 mm となっています。心拍数は 35 mm で計算すると 1,500÷35＝43 回/分です。モニターがついていればアラームが鳴りま

す。1・2拍目はPQが正常で、またQRSはすべて同じ形で正常幅です。P波はありますがPP間隔が長く、原因は洞結節にあることから洞徐脈とわかります。

　3拍目は心房からの興奮があまりに遅いので房室結節〜ヒス束（房室接合部といいます）が洞結節を代行して電位を発生しています。これを補充収縮といいます。P波はQRS中に埋没しているかもしれません。なぜ接合部からの補充調律と断言できるのでしょうか？　QRS波は幅が狭く1・2拍目と同形で、ヒス束以下は心室に正常伝導しているからです。

　洞結節ドミノからの転倒刺激が遅すぎて、房室接合部ドミノが自動（転倒）能を発揮して倒れて心室ドミノ倒しをしたのが3拍目のQRS波です。遅れた心房ドミノのP波はQRS波に重なっています。

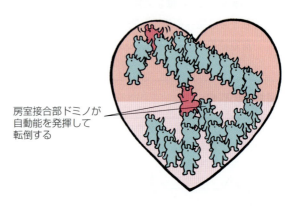

房室接合部ドミノが自動能を発揮して転倒する

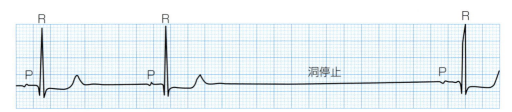

　上の心電図では1・2拍目のPP間隔は37 mmで1.5秒、2・3拍目は84 mmで3.4秒です。3拍目はP波の形が違うので洞結節以外の部位から発した補充調律かもしれません。洞結節の機能が悪くP波が3秒以上出現しない場合を洞停止といいます。

　副交感神経（迷走神経）亢進、薬剤性、心筋梗塞後など原因がある場合は続発性洞機能不全で、原因に対する治療を優先します。原因がなく、洞結節の変性で洞機能不全をきたすものを洞不全症候群といいます。3秒以上心房波がなく、補充収縮のQRS波が見られない場合を洞停止といいます。一過性のものから持続するものまでさまざまですが、徐脈による症状（心拍出量低下による意識消失、倦怠感、心不全）があれば、ペースメーカー治療を含む対応が必要です。

房室伝導障害

心房の電位が心室に伝導しないために徐脈となります。房室ブロックは1～3度に分けられていますが、さらに細かく分けると5種類あります。

==房室ブロックの判定は基本調律が洞調律であることが前提です==。頻拍など上室性の不整脈の場合は、房室ブロックとしては解析しません。

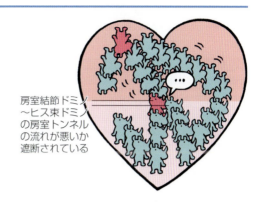

房室結節ドミノ～ヒス束ドミノの房室トンネルの流れが悪いか遮断されている

さまざまな房室ブロック

① 1度房室ブロック：PQ間隔は一定で0.20秒（5 mm）を超えるもの。
② ウェンケバッハ型2度房室ブロック：PQ間隔が徐々に延長してQRS波が1拍だけ脱落するもの。
③ モビッツⅡ型2度房室ブロック：PQ間隔の延長なしにQRS波が1拍だけ脱落するもの。
④ 高度房室ブロック：2度房室ブロックと完全（3度）房室ブロックの中間。
⑤ 完全（3度）房室ブロック：房室伝導が全くないもの。心室は補充調律で収縮する。

1. 1度房室ブロック

P波の後には必ずQRS波があり、PQ間隔は一定ですが0.20秒（5 mm）を越えます。

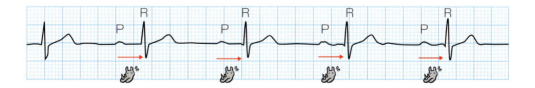

上の心電図のPP間隔は規則正しく28 mmで54回/分、洞機能～心房収縮は正常です。PQ間隔は一定ですが7 mm（0.28秒）で、QRSは正常です。

2. ウェンケバッハ型 2 度房室ブロック

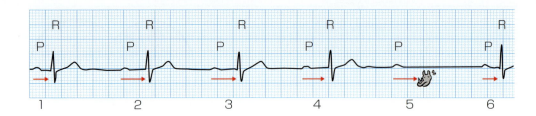

　P 波に対して QRS 波が 1 拍だけ脱落しています。2 度の中でウェンケバッハ型は PQ 間隔が徐々に延長して 1 拍脱落します。PP 間隔は規則正しく 28 mm で 54 回/分、洞機能～心房収縮は正常です。しかし PQ 間隔は徐々に延長して 5 拍目の P 波の後に QRS 波が見られません。6 拍目は P 波の後に QRS 波が続いています。ウェンケバッハ型 2 度房室ブロックと診断できます。

3. モビッツⅡ型 2 度房室ブロック

PQ 間隔の延長なく QRS 波が 1 拍だけ脱落します。

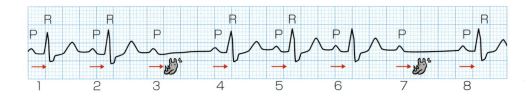

　P 波は陽性で規則正しく、PP 間隔は 17 mm で 88 回/分、洞性 P 波で心房は正常です。3 拍目と 7 拍目の P 波の後の QRS 波が脱落しています。PQ 間隔は延長なく突然脱落しています。モビッツⅡ型 2 度房室ブロックとわかります。

4. 高度房室ブロック

2 度房室ブロックと完全（3 度）房室ブロックの中間と考えてください。

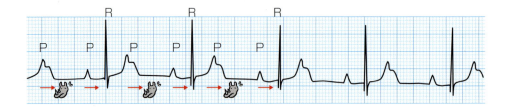

　T 波の中に P 波が隠れています。PP 間隔は約 15 mm で心房は 100 回/分です。QRS は P 波 2 回に対して 1 回しか伝導していませんので 2：1 の房室ブロックです。

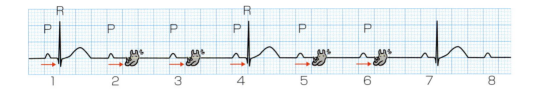

　上の心電図ではP波は洞性、PP間隔は20 mmで0.8秒です。心房は洞調律で75回/分で正常です。1拍目のPQ間隔は4 mm（0.16秒）で正常ですが、2・3拍目のP波はQRS波を伴っておらず、心房から心室に伝導していません。4拍目は1拍目同様に正常伝導しています。3回に1回しか洞調律の心房興奮が心室に伝導していないため、3：1伝導の高度房室ブロックです。

5. 完全房室ブロック（3度房室ブロック）
　心房からの伝導が完全になくなって、心室は補充調律で収縮しています。

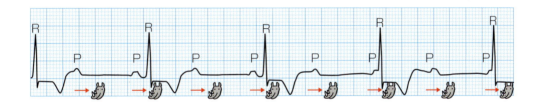

　PP間隔は一定で17 mm（88回/分）、RR間隔も一定で35 mm（43回/分）です。PQ間に連携はなく、心房は洞調律、心室は補充調律で無関係にリズムを作っています（房室解離といいます）。

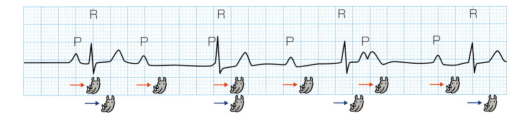

　上の心電図のP波はQRS・T波に隠れているものも多いのでわかりにくいですが、PP間隔は一定で20 mm（0.8秒）、心房は洞調律75回/分で収縮しています。QRS波はRR間隔35 mm（1.4秒）、43回/分で規則正しく心室収縮を繰り返しています。心房と心室はそれぞれ独自のリズムで収縮しており房室解離といえます。房室伝導がないために、心室は房室接合部の補充調律で収縮しています。

房室ブロックのおさらい

▶ 良性・生理的・心房内ブロック→経過観察のみ、報告不要。
　・1度房室ブロック
　・ウェンケバッハ型2度房室ブロック
▶ 悪性・病的・心室内ブロック→緊急の対応、報告が必要。
　・モビッツⅡ型2度房室ブロック
　・高度房室ブロック
　・完全（3度）房室ブロック

徐脈のまとめ

▶ 原因は洞機能不全か房室伝導障害のどちらかである。P波の有無で洞機能不全、P波とQRS波の関係で房室ブロックが解読できる。
　緊急対応：意識障害、血圧低下、酸素飽和度の低下、冷や汗、呼吸困難など高度の循環不全を伴う徐脈。薬剤、体外式ペースメーカーが必要。
　すぐ報告：持続性の洞徐脈（50回/分未満）、モビッツⅡ型2度房室ブロック・高度房室ブロック・完全房室ブロック（補充調律があっても）の出現。
　後で報告：一過性洞徐脈、1度・ウェンケバッハ型2度房室ブロック。
▶ どの状況でも周囲の医療者に相談し、情報の共有、発生時の症状やバイタル、状況も含めた記録（必要なら12誘導をとる）が大切！

Memo

> ### 不整脈対応のまとめ
>
> ▶ 救命の必要のある患者であり、全身状態・背景疾患を的確に把握しておくことが前提。
>
> 　緊急対応：不整脈による循環停止または致死状態〜意識消失、心静止・心室細動・心室頻拍、高度徐脈→除細動・ペースメーカーを含めた救命処置。
>
> 　すぐ報告：場合によっては致死性となりうる不整脈。PVCの増加・連発・多源性・R on T、循環不全を伴う上室頻拍、洞徐脈の持続、モビッツⅡ型2度・高度・完全房室ブロック。
>
> 　経過観察・後で報告：上記以外の不整脈。

引用・参考文献
1）田中喜美夫．テクノ通信講座テキスト　アクティブ心電図①〜⑥．東京，テクノコミュニケーションズ，2008．

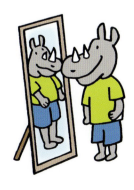

Memo

第4章

キャッチできる？心電図をとるべき危険な症状

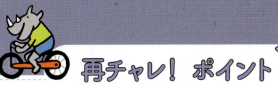

再チャレ！ポイント

- ☐ 循環機能の復習と循環不全の判定・対応を勉強しましょう。

- ☐ 心血管の症状・所見から何が起こっているか考えてみましょう。

- ☐ 症状・身体所見・バイタルサインなどから重症度を鑑別して、緊急対応から経過観察まで対応方法を確認しましょう。

- ☐ 心血管系疾患を疑わせる症状は多種多様で、心因性から重大疾患まで幅広いので、的確な判断を必要とします。情報を集めてより正確な判定をしましょう。

1 急激な循環低下

心臓の循環

心臓の目的は<u>血液を循環させる</u>という一点につきます。必要な血液量を循環させる能力がすなわち心機能です。身体が必要な血液量を心臓が循環させることができない状態を<u>循環不全</u>または<u>心不全</u>といいます。

心臓は血液を循環させるポンプであることはp.8～で解説しましたが、同じ1Lの量を1秒間で送り出す場合と10秒間かかる場合では、どちらが優れたポンプでしょうか？ もちろん1秒間で送り出す方が機能的には優秀なポンプですよね。1秒あたりに直すと1L対0.1Lですから違いは明らかです。

心臓が一定時間に循環させる血液量がすなわち心臓の循環能力といえます。「<u>1分間に心臓が循環させる血液量</u>」を心拍出量（Cardiac Output；CO）（L/分）といい、心臓のポンプ能力の指標にします。つまり、<u>心拍出量が少ない状態を循環不全</u>というわけです。

心臓が1回の収縮で送り出す血液量を<u>1回拍出量（Stroke Volume；SV）（Lまたはは mL）</u>といいます。心臓が1分間に拍動する回数は<u>心拍数（Heart Late；HR）（回/分）</u>ですから、1回拍出量（L）と1分間に何回拍出するか、つまり心拍数（回/分）の積が、心拍出量（L/分）ということになります。

覚えよう！

心拍出量 CO（L/分）＝1回拍出量 SV（L または mL）×心拍数 HR（回/分）

1回の収縮で左心室が0.1Lの血液を拍出して、心拍数が70回/分だとすると、心拍出量は0.1L×70回＝7L/分となり、「この心臓は1分間に7Lの血液を循環させる能力がある」ことがわかる。

循環バスで例えると、1回拍出量はバスの大きさで何人乗りバスかということ、心拍数は発車頻度で1分間に何台ターミナルから発車するかということです。大型バスが短い時間で何台も発着すれば、それだけ多くの人を運ぶことができ、バス拍出量すなわち運搬機能は高いといえます。逆に小さいバスがたまにしか運行しないとなれば、その運搬能力は低いということです。

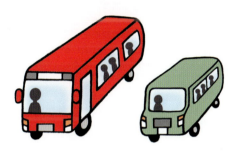
1回拍出量＝何人乗りか？

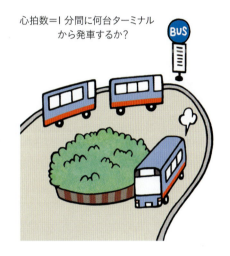
心拍数＝1分間に何台ターミナルから発車するか？

最重症〜意識消失〜

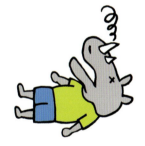

　循環不全で意識が消失するのは、脳に酸素が足りていない状況であり、循環停止と考えましょう。具体的には心静止・心室細動・心室頻拍・高度徐脈を考え、救命処置を行います。

重症〜安静時呼吸困難〜

　循環不全が高度になると各臓器は酸素不足になります。慢性的な心不全があれば、静脈血が心臓に戻らないため、下肢を中心に浮腫が見られます。また左心室に血液が流入できないため、肺うっ血や胸水が見られます。急激な循環不全の場合は肺で急激なうっ血を生じて肺水腫となります。そして安静時の呼吸困難、酸素飽和度の低下、末梢血の灌流低下によって末梢冷感が見られます。

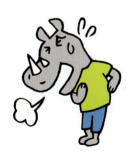

このとき身体は血圧を上げるため、交感神経亢進、アドレナリンの分泌が起こって心拍数の上昇が見られます。交感神経亢進、アドレナリン分泌は末梢血管を縮めて圧を上げることで臓器の血流を増やそうとします。心臓が元気なら血圧は上がりますが、収縮の弱い心臓だと圧は上がらず、低血圧・頻脈のいわゆるショックバイタルになります。低灌流所見とうっ血所見の診断にはNohria-Stevenson分類（図1）が便利です。

		うっ血所見	
		なし	あり
低灌流所見	なし	A warm-dry	B warm-wet
	あり	C cold-dry	D cold-wet

図1　Nohria-Stevenson分類

前方障害（心臓からの拍出低下：低灌流所見）
小さい脈圧（(収縮期血圧－拡張期血圧)/収縮期血圧<25%）、
四肢冷感、傾眠、低ナトリウム血症、腎機能悪化
心拍出量低下なし：warm→手足の末梢は温かく感じる
心拍出量低下あり：cold→手足の末梢が冷たく感じる

後方障害（心臓に入るまでの血液うっ滞）
起座呼吸、頚静脈圧の上昇、浮腫、腹水、肝頚静脈逆流
うっ血なし：dry→体は乾いている
うっ血あり：wet→体にうっ血がある

心電図所見

　循環不全の場合、心電図は頻脈になることが多いですが、徐脈による心不全の場合もあります。どちらにしろ循環不全前とは何らかの変化をきたすことがあるため、必ず12誘導心電図をとっておきましょう。例えば急性心筋梗塞による循環不全の場合は、前の心電図と比較してST上昇が見られるかもしれませんし、また洞調律だったのが心室頻拍になっているかもしれないからです。

まとめ

▶循環不全は重症度の判断が重要。
▶意識消失は最重症で緊急対応。
▶安静時呼吸困難は肺うっ血が疑われ、迅速な対応が必要。

2 胸痛・背部痛

胸痛・背部痛の種類と心電図所見

突然発症の胸痛・背部痛は重症なものから予測します。バイタルサインの確認は当然ながら「いつから」「どのような性質（圧迫されるような、刺されるような、締め付けられるような、など）の痛みか」を問診しましょう。心血管系疾患としては不安定な虚血性心疾患（急性心筋梗塞・不安定狭心症）、急性大動脈解離、大動脈瘤破裂、急性肺塞栓を考慮します。心血管以外では気胸、胸膜炎、食道炎などがあります。

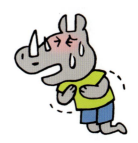

急性心筋梗塞

突然発症する左胸痛が多いですが、心窩部や背部痛のこともあります。12誘導でST上昇を認め、身の置きどころのない痛みでニトログリセリンは無効です。

急性大動脈解離

突然発症の背部痛が多いですが、解離の部位によっては胸部や腰部のこともあります。また痛みの部位が移動することもあります。病変が心臓に及ばなければ心電図に変化はありません。造影CTで確定診断します。

大動脈瘤破裂

自然止血しなければ数分で心停止となります。切迫破裂はショックバイタルのことがほとんどです。心電図に変化はありません。

急性肺塞栓症

突然発症します。低酸素血症による呼吸困難が強いです。心電図変化があることもありますが、頻呼吸で低酸素となります。下肢静脈の血栓が原因のことがほとんどで、

下肢の血栓性静脈炎を合併することもあります。造影 CT で確定診断します。

気胸

　呼吸困難・胸痛で突然発症します。緊張性気胸は緊急処置が必要です。心電図変化はほとんどありません。胸部 X 線または単純 CT で診断します。

胸膜炎

　重症感はありません。吸気で増強する胸痛です。炎症反応が増加します。

食道炎

　逆流性で朝方に多いです。重症になることはほとんどありません。また心電図変化はありません。

　12 誘導心電図は虚血性心疾患では特に有用ですが、急性肺塞栓症でも所見があります。大動脈疾患は異常が出ないことがほとんどですが、所見がないかを確認します。急性の心膜炎でも心電図変化が見られますが、上記よりも緊急度は低くなります。

　モニター心電図では痛みに伴って頻脈傾向になりますが、心筋梗塞では徐脈を呈することがあります。どの疾患であっても診断が大切なので、症状の程度や持続を考えて医師の指示を仰ぎましょう。

- ▶胸痛・背部痛には多くの原因があり、重症度もさまざまなので、問診と病歴が重要。
- ▶ショックバイタルの胸痛は緊急対応が必要。
- ▶心筋梗塞は心電図で迅速診断が可能。心電図に異常のないショックバイタルはCT、心エコー、採血などで的確な診断が必要。

3 動悸

動悸は最も大切な診断根拠

この症状こそモニター心電図が最も有用です。動悸は「脈が抜ける」「脈が速い」「喉から心臓が飛び出そう」などさまざまな訴えの総称と考えてください。動悸を訴えたときの心電図が最も大切な診断根拠ですので、記録に残すとともに可能な限り症状のある間に12誘導心電図を記録しましょう。心因性のものも多くあるため、軽度の洞頻脈、上室期外収縮、単発の心室期外収縮は経過観察でよいでしょう。血圧、酸素飽和度などバイタルサインの変化や呼吸困難、末梢冷感、冷や汗などの身体所見が伴うものは医師に報告して指示を仰ぎましょう。

心電図所見

例え症状が軽くても、幅の広いQRS頻拍は心室頻拍の可能性が高く、緊急対応が必要です。必ず複数人で対応し、ベッドサイドモニター、救急カート、酸素投与、除細動器の準備を行い医師の対応を待ちます。

まとめ

▶ 心臓・血管系に重大な異常をきたした場合、必ずバイタルサインの変化＋胸部症状が見られる。逆に言えば、胸部症状を訴え、何らかのバイタルサインの変化があれば、迅速に心血管系疾患の有無を鑑別する必要がある。

▶ 看護師が判別可能な、非侵襲的かつ有用な診断アイテムが心電図なので、バイタルサインや症候とともに、モニター心電図・12誘導心電図から必要な情報を導き出してみよう。

引用・参考文献
1) 田中喜美夫. テクノ通信講座テキスト アクティブ心電図①〜⑥. 東京, テクノコミュニケーションズ, 2008.

Memo

第5章 今さら聞けない！注意すべき疾患と心電図所見

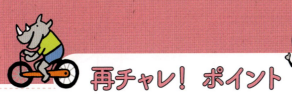

再チャレ！ポイント

- [ ] 各疾患の病態と心電図、対応を理解しましょう。

- [ ] 虚血性心疾患は患者数も多く、不整脈の合併が多い疾患です。各病態とともに心電図の解読法と、心電図監視のポイント、その対応までしっかり勉強しましょう。

- [ ] 左室機能不全、心臓弁膜症、肺高血圧症について病態、症状、心電図、看護のポイントを学びましょう。

- [ ] 非心臓手術の術後リスクを理解し、モニター監視のポイントをつかみましょう。

- [ ] 電解質異常、薬剤による循環機能への影響と心電図変化を理解し、その対応を理解しましょう。

1 虚血性心疾患

虚血性心疾患（Ischemic Heart Disease；IHD）とは

心筋に動脈血を送る冠動脈の通過障害によって、心筋障害をきたす心疾患の総称です。冠動脈は大動脈の基部から心臓に分布する動脈で、右冠動脈は右心室と主に左心室の下側、左冠動脈は2本に分かれ前下行枝は左室前および左側、回旋枝は左側と後側に分布します 図1 。

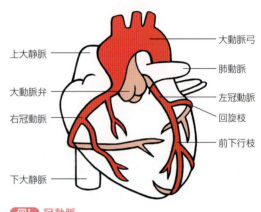

図1 冠動脈

大きく分けて、動脈硬化によって血管内部に粥腫というゴミが溜まって血流を障害する場合と、攣縮（スパスム）といって血管の痙攣で一過性に血管の中が細くなって血流が悪くなる場合があります 図2 。ただし、スパスムも背景に動脈硬化がある場合が多いといわれています。

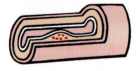

コレステロールなどが血管の内壁に沈着し、粥状の塊（粥腫）となって硬化し、血管を塞ぐ

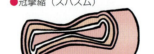

冠動脈の攣縮（＝スパスム）によって一時的に冠動脈に狭窄ないし閉塞が生じる

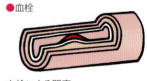

血栓による閉塞

図2 血管狭窄の原因

粥腫のことをプラーク（plaque）といいますが、良いプラークと悪いプラークがあります。良いプラークは安定プラークといって、ゴムのような線維成分が多く、ゆっくり進行して血管内は少しずつ狭くなります。一方、悪いプラークは不安定プラーク

78

と呼ばれ、粥腫の中に油の塊が入っていて、これが血管内で破たんすると中味が血液に露出されて血栓ができてしまいます 図2 。血管の中で柔らかいニキビが自壊するようなものです。これに対して安定プラークはイボのようなものです。

覚えよう！

- 安定プラーク：硬い粥腫が徐々に大きくなり内腔を狭窄する。
- 不安定プラーク：柔らかい粥腫で、時に破裂して血栓を作る。
- スパスム：一過性の痙攣で内腔が狭窄、閉塞する。

狭心症（AP）と心筋梗塞（MI）

心筋梗塞は血流障害によって心筋がダメになった状態で、医学用語では壊死といい、壊死した組織を梗塞といいます。脳細胞もそうですが、心筋細胞は皮膚の細胞などとは異なり、一度壊死すると再生しない組織です。突然冠動脈が閉塞すると、その灌流域の心筋壊死をきたし、急性心筋梗塞（Acute Myocardial Infarction；AMI）になります。ちなみに壊死が完成して固定した状態が陳旧性心筋梗塞（Old MI；OMI）です。

一方、狭心症（Angina Pectoris；AP）は血流不足があっても心筋は壊死していない状態で、血流が改善すれば組織は正常に回復します。心筋梗塞は不可逆性（もとに戻れない状態）、狭心症は可逆性といえます。

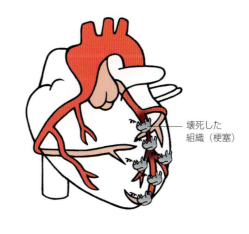

壊死した組織（梗塞）

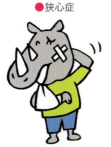

●狭心症

血流が改善すれば組織は正常に回復

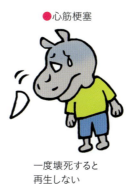

●心筋梗塞

一度壊死すると再生しない

不安定な虚血性心疾患≒急性冠症候群（ACS）

　不安定プラークが血管内で破裂すると、血管内に組織が露出して急速に血栓ができてしまいます。心筋には急激な血流低下が起こり、重大な虚血をきたします。これが<mark>急性冠症候群（acute coronary syndrome；ACS）</mark>です。

安定した虚血性心疾患≒安定（労作性）狭心症

　安定プラークが徐々に増加して内腔が狭くなっていく場合は、運動や興奮状態など心室筋の酸素需要が高まったときだけ虚血をきたし、安静やニトログリセリン投与によって回復します。これを<mark>安定狭心症（stable angina；SAP）</mark>または<mark>労作性狭心症（effort angina）</mark>といいます。

　急性冠症候群と安定（労作性）狭心症の差は本質的にはプラーク性状の違いです。急性冠症候群は安定狭心症に比べて突然の発症で、急激かつ重大な虚血ですので、突然死・不整脈・心不全といった重大な合併症をきたす危険が高く、緊急対応が必要です。
　急性冠症候群のうち、血流の完全途絶つまり血管閉塞をきたすものは、通常ST上昇を伴うので<mark>ST上昇型急性冠症候群（ST elevation ACS；STEACS＝AMI）</mark>と、冠動脈は亜閉塞でわずかでも血流があるため心筋は貫壁性（→p.81）の虚血はきたしていない、つまり心電図上はST上昇を認めない<mark>非ST上昇型</mark>があります。非ST上昇型も内膜に非可逆性の壊死をきたす（ST低下が固定した）<mark>非ST上昇型急性冠症候群（Non ST elevation ACS；NSTEACS）</mark>と、まだ壊死が確定していない<mark>不安定狭心症（Unstable AP；UAP）</mark>がありますが、NSTEMIとUAPは鑑別が困難なのが現状です。早い段階での心筋壊死を反映するトロポニンTが陽性ならNSTEACS、陰性ならUAPとしますが、測定時期や感度などの問題があり、現実的には両者は同様に扱います。

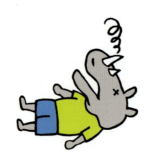

ST低下とST上昇

　冠動脈は心筋の外膜側（外側）を走行し、心筋内を貫通するように分布します。血流が低下すると、その末梢つまり内膜側に虚血が発生します。この場合、心電図上はST低下が見られます。冠動脈が閉塞して完全に血流が途絶えると、心筋の壁全体が虚血（貫壁性虚血）をきたします。この場合、その領域のSTは上昇します。

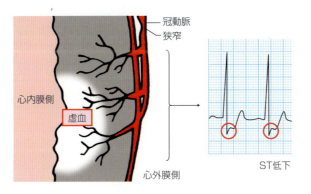

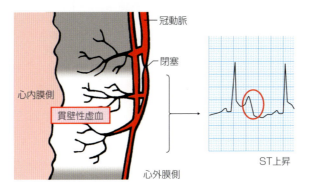

虚血性心疾患のおさらい

▶不安定な虚血性心疾患：急性冠症候群（ST上昇型＝AMI、非ST上昇型≒不安定狭心症）
▶安定した虚血性心疾患：安定（労作性）狭心症

急性心筋梗塞の心電図変化

心電図の特徴

　冠動脈が突然閉塞すると、その灌流域の心筋に貫壁性（内膜側から外膜側まで全域）の虚血をきたします。心電図ではその領域を反映する誘導で 図3 のような変化をきたします。限られた誘導に ST 上昇＋異常 Q 波、別の誘導に ST 低下が見られます。

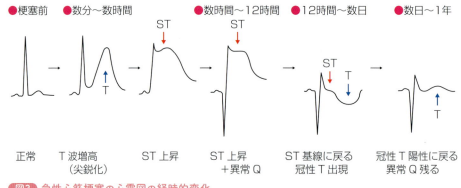

図3　急性心筋梗塞の心電図の経時的変化

　冠動脈スパスムでも、強いスパスムによって完全閉塞になれば ST 上昇をきたします。これを異型狭心症（Variant Angina Pectoris；VAP）といいます。通常一過性で長時間持続することはなく、したがって異常 Q 波が出現することはまれです。

虚血部位と誘導の関係　図4

1.（左室）下壁（inferior）梗塞

　心臓の横隔膜の上で、左心室の底部です。主に右冠動脈の閉塞が原因です。下方向を反映するⅡ、Ⅲ、aV_F誘導で ST 上昇と異常 Q 波が見られ、Ⅰ、aV_L、胸部誘導で ST 低下（reciprocal change：鏡面変化→p.85）が見られます。

2.（左室）前壁中隔（antero-septal）梗塞

　左室前面と心室中隔、左冠動脈の前下行枝の閉塞が原因です。V_1～V_4の ST 上昇と異常 Q 波が見られ、鏡面変化でⅡ、Ⅲ、aV_Fに ST 低下が見られます。

3.（左室）側壁（lateral）梗塞

　左心室の左外側で、前下行枝の分枝（対角枝）や回旋枝の分枝（鈍縁枝）が閉塞し、

① (左室) 下壁梗塞

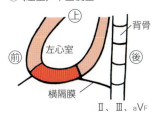

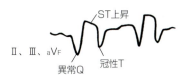

② (左室) 前壁中隔梗塞

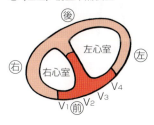

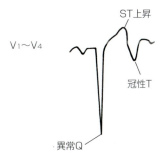

③ (左室) 側壁梗塞

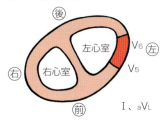

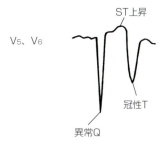

④ (左室) 後壁梗塞

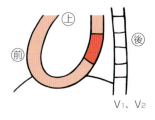

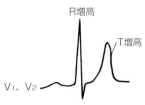

V_1、V_2、(V_3) に R 増高、ST 低下、T 増高が見られる (異常 Q、ST 上昇、冠性 T は見られない)

図4　虚血部位と誘導の関係

　左外側方向の誘導であるⅠ、aV_L、V_5、V_6に ST 上昇と異常 Q 波が見られます。
　前下行枝が近位で閉塞した場合、前壁中隔＋側壁梗塞の所見が見られます。これを広範前壁梗塞と呼びます。

4.（左室）後壁（posterior）梗塞

　左心室の後側つまり前壁の裏側なので、ST上昇が見られない心筋梗塞です。鏡面（対側）変化として V_1、V_2 の ST 低下と、後壁の異常Q波を反映する V_1、V_2 の R 波増高が特徴です。多くは回旋枝の分枝閉塞です。

5. 右室梗塞（RV）

　右冠動脈の近位の閉塞で右室梗塞が起こります。通常の誘導では判定できず、V_3〜V_6 を左右対称に右胸部から記録した V_{3R}〜V_{6R} の ST 上昇で診断します 図5 。

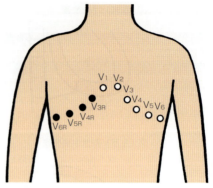

図5 右側胸部誘導の位置
V_{3R}〜V_{6R} は胸骨中央を境にして V_3〜V_6 に対称的な位置につける。

心筋梗塞と鏡面変化

　図6 の症例は基線が筋電図で揺れていますが、II・aV_F 誘導で P 波があり、80回/分程度の規則正しい洞調律です。PQ 間隔も 5 mm 以内で一定で、心房から心室までは正常と判断できます。QRS 波は幅が狭く、少なくとも不整脈はありません。II・III・aV_F 誘導は ST 上昇が見られるため、下壁の急性心筋梗塞（ST 上昇型 ACS）です。V_1〜V_5 は ST 低下が見られますが、これは鏡面変化といって ST 上昇の裏側での変化です。

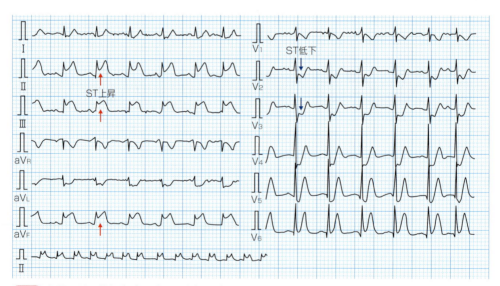

図6 急性下壁心筋梗塞（62歳、男性）の症例
II、III、aV_F で ST 上昇、V_1〜V_5 で ST 低下している（発症後 1.5 時間）。

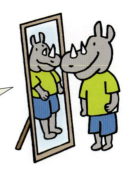

鏡面変化（reciprocal change）：急性心筋梗塞では、梗塞部の近傍ではST上昇として表れますが、離れた誘導ではST低下として描出されます。例えば前壁梗塞の場合、前胸部誘導がST上昇、Ⅱ、Ⅲ、aVFでは低下というように、梗塞部位を裏側から見ていると考えます。そのため、鏡面像を「対側変化」という場合もあります。

 覚えよう！

心筋梗塞の部位とST上昇・Q波出現の誘導　表1

- 前壁中隔：V_1〜V_4
- 側壁：Ⅰ・aVL・V_5・V_6
- 下壁：Ⅱ・Ⅲ・aVF
- 後壁：V_1・V_2のR波増高、ST低下、T増高
- 右室：V_{3R}〜V_{5R}でのST上昇

表1　貫壁性心筋梗塞の部位診断

梗塞部位 ＼ 異常Q波の出現する誘導	Ⅰ	Ⅱ	Ⅲ	aVR	aVL	aVF	V_1	V_2	V_3	V_4	V_5	V_6
前壁中隔							●	●	●	△		
広範囲前壁	●				●		●	●	●	●	●	△
側壁	●				●						●	●
下壁		●	●			●						

●よく出現する　△時々出現する

安定狭心症の心電図変化

　心筋の貫壁性虚血がない場合は、STは上昇せずにST低下、陰性T波、まれに胸部誘導の陰性U波が見られます。安定（労作性）狭心症であれば発作時だけ出現し、発作の消失とともに心電図変化は正常化します。これは冠動脈攣縮（スパスム）も同様で、完全閉塞でなければ発作時のST低下、発作が改善すれば心電図変化が回復します。

　不安定狭心症や高度狭窄によって心室の内膜側のみ梗塞（壊死）をきたすと、症状が消失してもST低下、陰性T波が持続します。これを心内膜下梗塞または非Q波梗塞といいます。

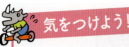 **気をつけよう！**

狭心症はST低下の誘導から虚血部位を判定することはできません。どの領域の虚血もⅡ、Ⅲ、aV_F、V_5、V_6でSTが低下することが多いからです。<mark>部位診断はST上昇の場合、つまり貫壁性虚血の場合だけ可能です。</mark>

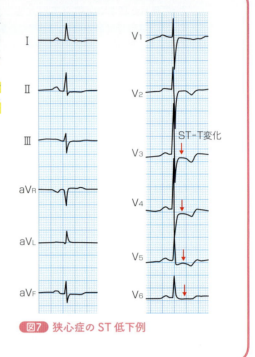

図7 狭心症のST低下例

虚血性心疾患の症状・所見

<mark>胸痛がメインの症状</mark>ですが、狭心症では発作時のみ、急性心筋梗塞では一般的に強い胸痛が持続し、冷汗、バイタルサインの異常をきたすなど重症です。心窩部痛や肩、歯の痛みとして出現する場合もありますが、<mark>高齢者や糖尿病患者さんなどでは症状が出にくい場合もあります。</mark>

狭心症は発作時の心電図変化と症状で診断します。診断のために心臓に負荷をかけて心電図変化をチェックすることもあります（→p.29～）。急性冠症候群では、程度によって心電図変化が持続するとともに、心筋逸脱酵素の上昇（トロポニンT陽性、CPK上昇）、白血球増加などの血液検査異常が出現します。

虚血性心疾患の初期対応

現在は多くの施設でカテーテルを用いた<mark>冠動脈造影（coronary angiography；CAG）</mark>

と冠動脈インターベンション（percutaneous coronary intervention；PCI）ができるようになり、病変の部位、性状が判定できるようになっています。どの冠動脈が閉塞・狭窄しているか、上流か下流か、安定狭心症か急性冠症候群かなどによって重症度が違います。

　急性冠症候群、特に急性心筋梗塞と判断すればとにかくドクターコールをします。バイタルサインをチェックし、不整脈に備えてモニター心電図と除細動器を準備します。静脈確保、酸素投与、血圧が保たれていれば効果がなくても念のためニトログリセリン類の投与（舌下、スプレー、場合によっては点滴）、除痛のためのモルヒネなども用意します。これらの処置をすばやく行うためには、1人ですべてやろうとせず、応援を呼びましょう。

虚血性心疾患の看護のポイント

合併する不整脈に注意！

　上室期外収縮、心房細動、心室期外収縮、心室細動、洞徐脈、房室ブロック、心静止などほとんどの不整脈が出現する可能性があると考えましょう。重症度に応じてICU、CCUでのモニター管理を行い、すぐに除細動やペーシングができる体制を整えることが必要です。

安定狭心症より急性冠症候群に注意！

　安定狭心症でも危険な不整脈が出現しますが、心筋がより不安定になっているのは急性冠症候群です。致死性の不整脈に至る危険性が高いので注意しましょう。また同じ虚血性心疾患でも狭窄や閉塞が未治療の場合は、虚血の悪化や壊死範囲の拡大によって重症不整脈をきたすことが多いのでより注意が必要です。

上室不整脈より心室不整脈に注意！

　心臓のポンプ機能は心室が担っています。心室で起こる期外収縮は心室頻拍、心室細動の引き金になります。心室期外収縮はp.48〜で解説したように幅の広いQRS波です。この幅広QRSの増加、連発、形の変化（多源性）、R on T（連結期の短いPVC）には特に注意してください。

徐脈に注意！

特に右冠動脈は洞結節への動脈や房室結節への動脈を分枝しており、洞徐脈、房室ブロックをきたすことが多いです。また下壁・後壁の虚血から反射性の徐脈をきたすことがあるため注意が必要です。

まとめ

▶ 持続する胸部症状は、12誘導心電図（特に前の心電図との比較）でST-T変化があれば緊急対応する！ 表2

表2 安定狭心症と急性冠症候群のポイント

	安定（労作性）狭心症	急性冠症候群 (ACS)	
		不安定狭心症	急性心筋梗塞
粥腫性状	安定プラーク	不安定プラークの破綻	
症状	運動や興奮で出現	安静時、持続	強い胸痛持続
心電図	発作時のみST低下	ST-T変化持続	ST上昇＋異常Q波
検査所見	正常	異常なし〜あり	異常あり
対応	ゆっくりで可	緊急性高い	緊急
予後	良好	中間	悪い

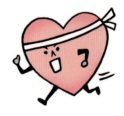

2 左室機能不全

左室機能不全（LV dysfunction；LVD）とは

　左心室の収縮機能が低下している状態で、疾患名というよりは病態を表しています。左心室は全身に血液を送るポンプですが、左室筋が何らかの原因で障害されると収縮力が低下し、1回拍出量が減ります。しかし、体は一定の血液を必要とするので、左室内腔を大きくし、1回拍出量を増やすことで心拍出量を維持しようとします。つまり左室収縮力が低下した状態が続くと、左心室が拡張するわけです。左心室の収縮力が低下した状態を左室機能不全と呼び、例えば広範な心筋梗塞後、心サルコイドーシス、重症弁膜症など直接の原因がはっきりしている場合から、腎不全や糖尿病、敗血症に伴うものなど全身疾患を背景に出現する場合までさまざまです。左室機能不全のうち、原因疾患がなく遺伝的因子を背景に心筋自体の収縮力低下によるものを拡張型心筋症（DCM）といいます。

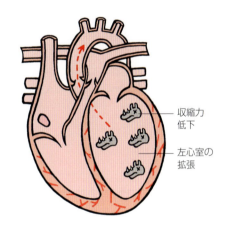

収縮力低下
左心室の拡張

左室機能不全の心電図所見

　背景疾患があればその所見、例えば心筋梗塞ならQ波やST-T異常がありますが、拡張型心筋症を含め、「これがあれば左室機能不全」といった特徴的な心電図所見はありません。左室筋細胞が消失すると、その部位は線維組織に置き換えられるため、障害部位の異常Q波の出現、R波の増高不良（低電位）、ST低下、陰性T波といったST-T異常が見られます。また伝導系が障害されれば、心室内伝導障害（脚ブロックや非特異的心室内伝導障害）が出現することもあります。ほかにも左室内の拡張圧が

上昇するため心房に負荷をきたし、上室不整脈（心房細動など）が見られる場合があります。

 図8 の心電図ではP波が見られずf波（→p.54〜）があります。心房細動で心拍数は約100回/分、前胸部（V₁〜V₄）でR波の増高不良とST-T異常が見られます。

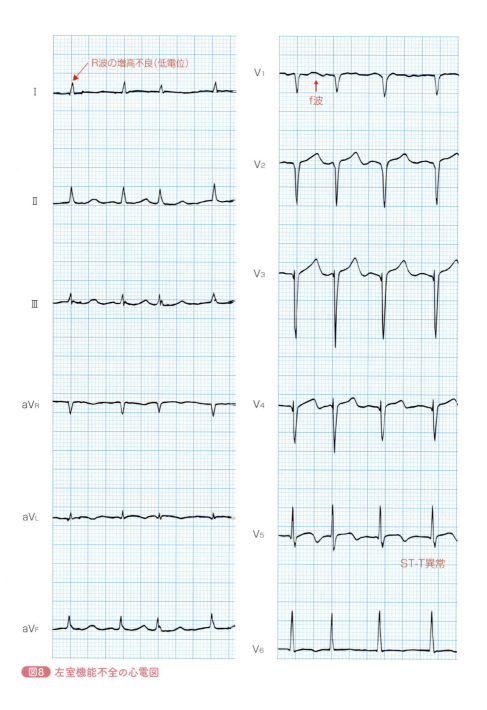

図8 左室機能不全の心電図

また、収縮力低下を反映して左心室からの電位が弱く低電位を認めます。

> **覚えよう!**
>
> **左室機能不全が予測される心電図所見**
> ・ST-T異常　・R波の低下（低電位）　・左房負荷
> ・異常Q波　・心室内伝導障害　・不整脈（心房細動、期外収縮など）の出現

左室機能不全の症状・所見

　左室機能不全、拡張型心筋症では心拍出量（CO）が低下するため、さまざまな程度の循環不全、つまり左心不全をきたします。労作時呼吸困難、易疲労感をはじめ、肺に血液がうっ滞すれば肺うっ血、肺水腫、低酸素血症、安静時呼吸困難が出現します。左室拡張期圧上昇→左房圧上昇→肺動脈圧上昇→右心系の圧の上昇と波及すれば、静脈圧上昇に伴い浮腫、消化管のうっ血、肝腫大、食欲低下などをきたします。これは左心系、右心系両方の心不全で<u>両心不全</u>といいます。さらに重症では血圧低下、意識障害などショック状態を呈することもあります。程度に応じた心不全の治療をします。

左室機能不全の看護のポイント

　さまざまな不整脈をきたしやすい状態です。心房に負荷がかかるので、上室不整脈では特に<u>心房細動に注意しましょう</u>。また左心室が障害されているので、心室不整脈は重症化する可能性があります。左室機能が低下するほど致死性不整脈を生じる危険が増加します。心室期外収縮（PVC）の増加・連発・多源性・R on T（連結期の短いPVC）から、心室頻拍や心室細動に移行する危険があります。

- さまざまな原因で左室収縮機能低下が起こるが、最終的には左室拡大と収縮不全をきたす。
- 原因疾患のない左室収縮機能不全を拡張型心筋症という。
- 左室収縮機能不全があると重症不整脈をきたすことがあるため注意を要する。

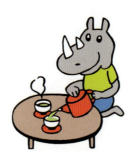

3 心臓弁膜症

心臓弁膜症(valvular heart disease)とは

　ポンプ機能を担当するのは心室ですが、血液が逆流しないように右心室、左心室の入口と出口にそれぞれ計4枚の弁膜がついています。この弁の障害をきたす病態が心臓弁膜症です。弁の閉鎖がうまくいかない閉鎖不全症(regurgitation)と、弁が狭くなって血液が駆出しにくくなる狭窄症(stenosis)があります。

　閉鎖不全があると流入してきた血液が逆戻りするので、血液の出荷元に量負荷が加わります。量負荷が慢性的に加わると、心臓は何とかしなければならず、袋を大きくして対処します。これを拡張といいます。狭窄があると血液が駆出できないので、出荷元の圧が高まり、圧負荷がかかります。圧負荷に対しては何とか圧に負けずに血液を送り出そうとするので筋肉が厚くなります。これを肥大といいます。大食いの人は体が大きくなっていき(拡張)、ボディービルダーは重いものに対して筋肉をマッチョにしていく(肥大)イメージです。

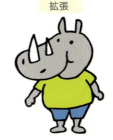
拡張

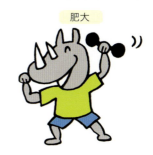
肥大

心臓弁膜症の分類と心電図所見

大動脈弁狭窄症(aortic stenosis ; AS)

　大動脈弁が狭窄することで、血液の出荷元である左心室に圧負荷がかかり肥大します。そのため心電図は左室肥大の所見になります 図9 。また左心室の肥大によって左室拡張期圧が上昇すれば、左房負荷の所見が出る場合もあります。左心室の肥大により、内膜側(心腔側)に相対的な血流不足をきたし、狭心症のようなST低下を呈します 図9 。

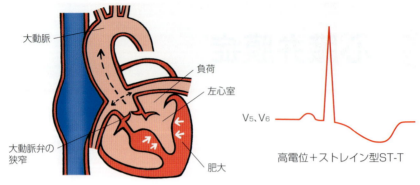

図9 大動脈弁狭窄症（AS）

ストレイン型は緩やかに下降したあと急に上昇する波形を指す。

大動脈弁閉鎖不全症（aortic regurgitation；AR）

　収縮によって左心室から大動脈へ送り出した血液は、大動脈の閉鎖不全のため拡張期に左心室に戻ってきてしまいます。このため左心室は容量負荷が加わり拡張していきます。さらに拡張期の左心室への逆流のために、左心房からの血液も入りにくくなり左房負荷を生じます。

　心電図上、左室拡張の初期では左室高電位＋高電位誘導でのＴ波の増高として現れますが、左心室の拡張が進行（肥大）するとＳＴ低下とＴ波の陰転化に変わります 図10 。

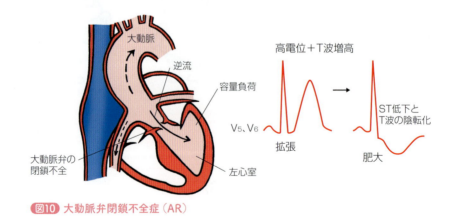

図10 大動脈弁閉鎖不全症（AR）

僧帽弁狭窄症（mitral stenosis；MS）

　僧帽弁は左心房と左心室の間の弁で、血液の出荷元は左心房です。僧帽弁が狭窄することで左心房に血液がうっ滞して強力な圧負荷がかかり、著明な左房負荷の所見が

見られます。この圧は肺を逆行して右心系（右心室・右心房）にも伝わり、右心室と右心房にも圧負荷が加わります。狭窄が高度になれば圧負荷も強くなり、結果として洞調律を維持できず心房細動になることが多いのも特徴です。心房細動の場合には心房負荷は判定できません。

　心電図では左房負荷所見が必発ですが、程度によって右室肥大、右房負荷所見も出現し、両房負荷＋右室肥大の所見となります 図11 。左心室は僧帽弁狭窄によって血液が入りにくいことから、左室肥大所見はありません。

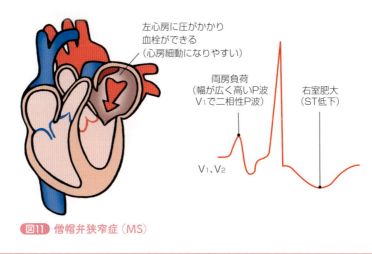

図11　僧帽弁狭窄症（MS）

僧帽弁閉鎖不全症（mitral regurgitation；MR）

　左心房から左心室へ流入した血液が、僧帽弁の閉鎖不全のために左心房に戻って、左心房に負荷をきたします。さらに逆流した血液は再び左心室へも流入しますから、左心室の量負荷も生じます。心電図は左房負荷と左室拡張の所見が現れます 図12 。

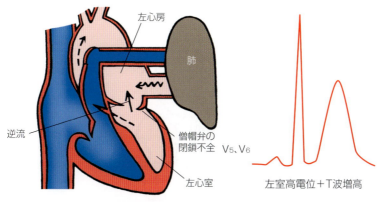

図12　僧帽弁閉鎖不全症（MR）

心臓弁膜症の看護のポイント

　病状の程度に合わせて心不全の治療（利尿剤投与など）を行います。根治的には<mark>弁置換術</mark>などの外科的修復術が必要です。心房、心室に加わる負荷はさまざまな不整脈を誘発します。心房負荷は上室期外収縮から心房細動まで出現することがあります。特に僧帽弁狭窄症は心房細動になりやすい弁膜症です。左室負荷は心室期外収縮から心室頻拍、心室細動に注意が必要です。特に大動脈弁狭窄症は、頻拍をきたすと左心室の拍出が極端に減少し、血圧低下や失神をきたしやすく、<mark>最も心臓突然死しやすい弁膜症</mark>です。

まとめ

- ▶ 大動脈弁狭窄症：左室肥大（＋左房負荷）
- ▶ 大動脈弁閉鎖不全症：左室拡張（高電位＋T波増高）→進行すれば左室肥大＋左房負荷
- ▶ 僧帽弁狭窄症：著明な左房負荷、重症では両房負荷＋右室肥大、心房細動
- ▶ 僧帽弁閉鎖不全症：左室拡張→進行すれば左室肥大＋左房負荷

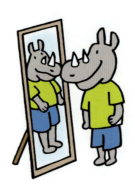

4 肺高血圧症

肺高血圧症（pulmonary hypertention；PH）とは

　肺血管抵抗が上昇すると肺動脈圧が上昇し、肺高血圧症となります。肺高血圧が持続すれば、慢性的に右心系に負荷がかかり、右室肥大と右房負荷をきたします。原因には以下のものがあります。

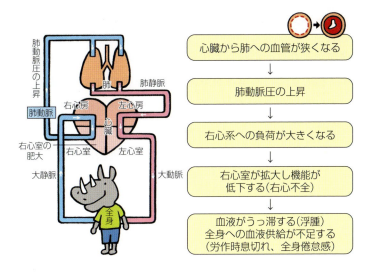

◆肺高血圧症の原因
- 左房圧の上昇が右心系に波及して肺高血圧症→右心不全（両心不全）となる。
- 心房中隔欠損、心室中隔欠損など心臓内のシャントによって肺血流が増加して肺血管抵抗上昇→肺高血圧症→右心不全（負荷）となる。
- 肺塞栓症の慢性期で肺血管抵抗上昇→肺高血圧症→右心不全（負荷）となる。
- 膠原病（SLEなど）に伴う血管炎から肺血管抵抗上昇→肺高血圧症→右心不全（負荷）となる。
- 特発性肺高血圧症など原因不明の肺血管抵抗上昇→肺高血圧症→右心不全（負荷）となる。
- 肺気腫などの慢性呼吸不全で肺動脈末梢の血管が圧迫され肺血管抵抗上昇→肺高血圧症→右心不全（負荷）となる。肺疾患が原因で生じる右心機能不全を肺性心（corpulmonale）という。

肺高血圧症の心電図所見

　右室肥大所見が見られます。V_1・V_2の高いR波＋ST-Tのストレイン型変化、右軸偏位、I・$_aV_L$・V_5・V_6の深いS波（時計軸回転）が見られます。右房負荷所見ではII、III、$_aV_F$、V_1、V_2の尖鋭で高い（＞2.5コマ）P波が見られます。肺動脈弁狭窄では肺高血圧はありませんが、狭窄による圧負荷をきたすため、同様の心電図所見となります。

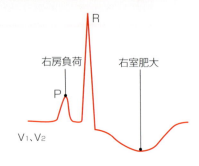

肺高血圧症の看護のポイント

　肺動脈に負荷がかかれば心筋障害が生じて不整脈が出やすくなるのは、右心室も左心室も同じです。右心室では心室不整脈を生じ、重症度によっては心室頻拍や心室細動に至ります。また右心房に負荷がかかれば、上室期外収縮から心房細動になってしまうこともあります。

　肺高血圧症は、肺胞毛細管の血流が低下するため、低酸素血症をきたし呼吸困難を生じやすい疾患です。酸素飽和度、呼吸状態の観察が重要です。肺高血圧の程度が重症度に関与するので、重症肺高血圧は厳重な監視が必要です。

　右心系の圧上昇は静脈圧上昇をきたし、下腿・顔面・肝臓などに浮腫をきたすので、右心不全症状に注意しましょう。また肺動脈拡張薬の内服や持続点滴を必要とする場合があり、血圧低下や治療に伴う不整脈の監視も怠らないようにしましょう。

まとめ

- ▶ 主に肺血管抵抗の上昇により肺高血圧を生じるが、その原因はさまざま。
- ▶ 原疾患の治療とともに肺血管抵抗を下げる薬物が主な治療。
- ▶ 低酸素からの呼吸困難、右心不全による浮腫、不整脈の発生に注意が必要。

5 非心臓手術の術後モニター

術後のリスク

　術後は感染・出血・肺炎などさまざまなリスクがありますが、特に心血管イベント（心筋梗塞、心不全、致死性不整脈など）は緊急の対応が必要になります。リスクが高い場合は厳重監視が必要で、バイタルサインはもちろん、モニター心電図では心拍数の変化、不整脈の発生（特に心室性）に留意しましょう。術後の心血管イベントの予測リスクは、以下のRevised Cardiac Risk Index（RCRI）がよく用いられます。

◆ RCRI
- 手術が高リスク（血管手術、開腹・開胸手術など）
- 虚血性心疾患の既往（MI既往、運動負荷試験陽性、虚血由来の胸痛、ニトログリセリン使用など）
- 心不全の既往
- 脳血管障害の既往
- インスリンで治療中の糖尿病
- 術前Cr値>2.0 mg/dL

それぞれ各1点としてスコア化し、心血管イベントの発生率は0：0.5％　1：1.3％　2：3.6％　3以上：9.1％となる。

心電図所見

　心疾患がなくても、低酸素や電解質異常など循環機能に関連する背景に異常をきたせば、徐脈・頻脈という心拍変動や、上室期外収縮からの心房細動といった不整脈をきたします。また、高リスクの場合は心室期外収縮からの心室頻拍、心室細動、心停止といった致死性不整脈の発生もあり得ます 図13 。

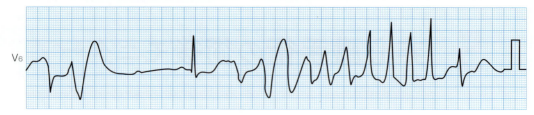

図13 全身状態不良・低カリウムから致死性不整脈であるトルサードドポアントを発症した例

看護のポイント

　術後の心血管リスクを考慮してモニター監視します。心拍数の変化、心室不整脈をはじめとした不整脈の発生に注意します。

　病状の変化はバイタルサインの変化として表れます。酸素飽和度、血圧の変化は重要です。加えて呼吸困難などの自覚症状、末梢冷感などの身体所見に注意します。

まとめ

- ▶ 手術の侵襲に応じて、心血管をはじめ各臓器に負荷をきたしている。
- ▶ 術前後にリスクを評価し、特に高リスク群監視を怠らない。
- ▶ バイタルサインの変化、不整脈の発生など予兆に注意し、変化を報告の上、指示をもらい、迅速に対処する。

6 電解質異常

電解質異常とは

電解質はいわゆるミネラルで、体内にはナトリウム、カリウム、カルシウム、リンなどさまざまな電解質が存在しています。心電図に影響が大きく、かつ診療上問題になる電解質として、ここではカリウム（K）とカルシウム（Ca）について説明します。

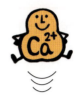

体内の電解質には適正な濃度があって、増えすぎたり減りすぎたりすると生命活動がうまくいかなくなります。通常は腎臓を中心にこの適正濃度を維持していますが、腎機能低下やホルモン異常などで、電解質濃度に異常をきたすことがあります。

心電図所見

高カリウム血症（血清カリウム>5.5 mEq/L）

高カリウム血症では、心筋の興奮からの回復時間が短くなり、QTが短縮するとともに、特徴的なテント状T波が出現します。これは字のごとく左右対称の尖った背の高いT波で、カリウム濃度がさらに増加すると心臓内での電気信号の伝導も悪くなり、心房での伝導障害によってP波が小さくなってやがて消失し、徐脈となります。また心室内の伝導障害を反映してQRS幅が広くなります。幅広QRS波の徐脈から心停止に至ることがあり、ペーシングが必要になります 図14 。

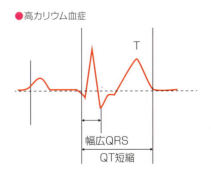

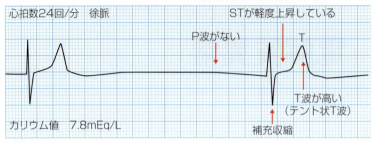

図14 高カリウム血症の心電図

低カリウム血症（血清カリウム＜3.5 mEq/L）

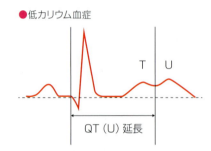

　低カリウム血症ではU波の出現、増高が特徴的です。またT波の平坦化、陰性化が見られます。またSTも低下し、虚血性心疾患と紛らわしい場合もあります。カリウム濃度が著しく低下することでU波が大きくなり、U波がT波と融合してしまうと、TとUの区別がつかないTU波となります。このQT（U）の延長はトルサードドポアント 図15 や心室細動などの重症不整脈を誘発するので要注意です。

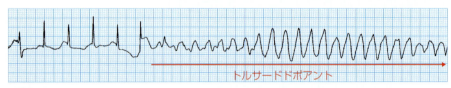

図15 トルサードドポアント
基線を軸としてねじれるようにQRS波形が連続している。振り幅も変化し、紡錘形のように見える。

高カルシウム血症（血清カルシウム＞10 mg/dL）

　高カルシウム血症では、高カリウム血症と同様にQT時間が短縮しますが、T波の幅は変化せず、ST部分がなくなってしまうのが特徴です。つまり、QRS波からその

ままT波に移行します。心筋の興奮性が高まって期外収縮は増えるかもしれませんが、通常は重症不整脈には至りません。

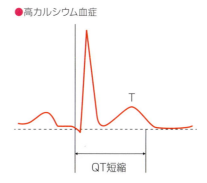
●高カルシウム血症

低カルシウム血症（血清カルシウム<8.5 mg/dL）

低カルシウム血症では、低カリウム血症と同様にQT延長が特徴ですが、低カリウムではT波全体が延長しU波とともにQT（U）延長として見られるのに対して、低カルシウムではT波の幅は変化せず、ST部分が延長するQT延長です。QTの延長自体は低カリウムと同じく、致死性の心室不整脈を起こしやすいので注意が必要です。

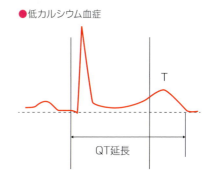
●低カルシウム血症

看護のポイント

電解質濃度の補正が治療となりますが、併せてモニター心電図を注意深く観察し、不整脈対策することが必要です。高カリウムで徐脈が高度なら、一時的にペースメーカーを植え込みます。低カリウム、低カルシウムはQT延長から致死性の心室不整脈をきたすことがあるので注意しましょう。

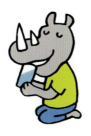

- 高カリウム血症：QT 短縮、T 波増高（テント状 T）、伝導障害（心房、房室結節、心室）
- 低カリウム血症：QT 延長、T 波平坦化・陰性化、ST 低下、U 波の増高
- 高カルシウム血症：QT 短縮（T 波幅不変・ST の短縮）
- 低カルシウム血症：QT 延長（T 波幅不変・ST の延長）

Memo

7 循環器関連薬剤による心電図変化

心臓に影響を与える薬剤は大きく以下の3つに分けられます。

①心臓を興奮させる薬剤　②心臓を抑制する薬剤　③抗不整脈薬・その他

心臓の興奮・抑制

　心臓の興奮と抑制について自律神経をもとに考えてみましょう。リラックスしているときや眠っているときは脈がゆっくりで、逆に緊張しているときや運動しているときは脈が速くなります。この調整は自律神経が行っています。自律神経とは文字通り自ら律する神経で、体の要求に応えてその機能を発揮します。循環を強化する神経と弱める神経の2種類があり、強化する方を交感神経、弱める方を迷走神経（副交感神経）といいます 図16 。いずれも心臓全体に分布していますが、特に洞結節と房室結節にたくさんの神経末端を持っています。

　この両系統の神経は正反対、つまり興奮と抑制という作用で、お互いバランスをとります。交感神経は循環強化ですから、血圧と体温を上げて心臓の収縮力を強め、心拍数を上げます。これは攻撃態勢に入るための神経です。逆に迷走神経は循環を弱める神経ですから、血圧と体温を下げて心臓の収縮力を弱め、心拍数を下げます。

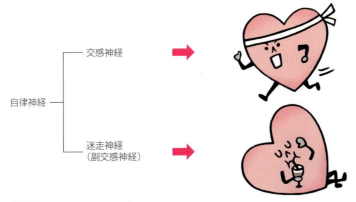

図16 交感神経と迷走神経

刺激伝導系への作用を詳しく見ると、交感神経は洞結節の刺激発生頻度を上げて心拍数を上げるとともに、房室結節の伝導速度を上げ、かつ不応期を短くします。つまり房室間の興奮が通りやすくなります。このため心房細動など上室頻脈の場合には心室への興奮伝導が促進されて心拍数が上昇します。これに対して迷走神経は、洞結節の刺激発生頻度を低下させ心拍数を下げるとともに、房室結節の伝導速度を下げ、不応期を長くして房室間の通りを悪くし、心房細動などでは心拍数を減少させます。

　交感神経が心臓に接合している神経末端からはアドレナリンというホルモンが、迷走神経からはアセチルコリンが放出されることによって作用を発現します。またアドレナリンは副腎から全身に分泌されるホルモンでもあります。

アドレナリンとアセチルコリン

　人前で発表しなければならないときなど、体の活動状態はピークに達し、交感神経がマックスに亢進して、その心臓接合の末端からアドレナリンが大量に放出されます。また副腎からもアドレナリンが分泌されます。

　洞結節は刺激発生が増えて、心拍数は上昇、収縮力は増して血圧はぐんぐん上がります。つまり心臓がドキドキする状態になります。これが交感神経亢進状態です。

　発表が終わり、苦労を分かち合った友人とお茶でも飲んでリラックスすると、交感神経の活動が低下して、迷走神経が優位になります。アセチルコリンの作用で洞結節の信号発生もゆっくりになり、心拍数は低下、血圧も下がり、ほっとした気分になります。

　このアドレナリンの作用（β作用といいます）をブロックするのがβ遮断薬、アセチルコリンの作用をブロックするのがアトロピンです 図17 。β遮断薬は交感神経を抑えるので結果的に迷走神経が優位になり、逆にアトロピンは迷走神経を抑えるので交感神経の作用が優位になります 表3 。

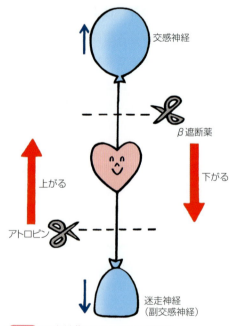

図17　β遮断薬とアトロピンの作用

表3 交感神経と迷走神経の特徴

	交感神経	迷走神経（副交感神経）
神経末端ホルモン	アドレナリン	アセチルコリン
洞結節の刺激発生	速い	遅い
房室伝導	通りやすくなる	通りにくくなる
心拍数	上昇	低下
血圧	上昇	低下
収縮力	増加	減少
ブロックする薬	β遮断薬	アトロピン

心臓を興奮させる薬剤と心電図所見

　アドレナリン作用の薬剤であるドパミン（イノバン®、カタボン®）、ドブタミン（ドブトレックス®・ドブポン®）などは、前述のように洞結節に作用すれば洞頻脈となり、心拍数上昇をきたします。また心臓全体が興奮して不安定になっているため期外収縮を発生しやすく、心房細動、状態によっては心室頻拍や心室細動に至る場合もあります。

　間接的にアドレナリン作用を増強するような薬剤であるミルリノン（ミルリーラ®）などもあります。さらにはテオフィリン製剤（ネオフィリン®）にも同様の作用があるので注意しましょう。

　いずれもさまざまな治療目的に投与する薬剤ですが、頻脈、期外収縮、場合によっては重症不整脈を誘発することがあるので、開始時と増量時には注意しましょう。

　迷走神経のアセチルコリンを抑えることで、相対的に交感神経を優位にする薬剤を抗コリン剤といい、アトロピンはこの作用を有します。よってアトロピンを投与すると頻脈になります。同様にブスコパン®にも抗コリン作用があります。抗コリン剤は、アドレナリン製剤ほど重症な不整脈をきたすことはありません。

心臓を抑制する薬剤と心電図所見

　β遮断薬（インデラル®、テノーミン®、アーチスト®、メインテート®など）でアドレナリン作用をブロックすると、洞結節の興奮発生頻度が低下し、房室間の伝導が抑制されます。洞調律では洞徐脈傾向となり、心房細動では房室間の興奮通過頻度が

減って、心拍数が低下します。

　β遮断薬は抗不整脈薬でもあり、上室性、心室性不整脈の治療に使うことがあります。これは心筋の興奮を抑制することで不整脈を抑えます。

　アドレナリンではなく、カルシウムチャネルレセプターを抑えることで、洞結節、房室伝導を抑制する薬剤がベラパミル（ワソラン®）、ジルチアゼム（ヘルベッサー®）です。ジギタリス（ジゴシン®、セジラニド®など）は少し特殊で、心房筋、心室筋は興奮させる方向、つまり強心剤として作用しますが、洞結節、房室伝導は抑制します。よって洞徐脈、房室伝導低下による心房細動時の心拍数低下をきたします。しかし上室性、心室不整脈は出現しやすくなります。ジギタリスは少なすぎると効果がなく、多すぎると副作用が出やすい、つまり治療域が狭いやっかいな薬です。そのため、血中濃度をモニターしながら使用します。

　これら刺激伝導系を抑制する薬では、洞徐脈、房室伝導障害（ブロック）、つまり徐脈に注意が必要です。

ジギタリス効果

ジギタリス製剤は心拍コントロール、強心剤として投与されますが、ST–T変化を含め心電図変化をきたす薬剤です。PQ間隔延長、QT間隔短縮とともにST–T変化が特徴的で、ST低下と陰性T波が見られます。典型的にはP波から連なるような、下に凸の緩やかなST低下と陰性T波が見られ、盆状のST低下と称されています。

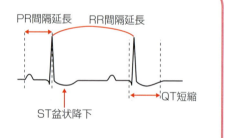

抗不整脈薬と心電図所見

　本来は不整脈の治療薬ですが、心臓の興奮伝導に影響する薬剤ですから、思いもよらない不整脈を誘発することがあります。これを催不整脈作用といいます。特に心筋活動電位持続時間（心筋が脱分極している時間）を延長させる薬剤、具体的にはジソピラミド（リスモダン®）、プロカインアミド（アミサリン®）、シベンゾリン（シベ

ノール®)、アミオダロン（アンカロン®）はQT時間を延長させる作用があります。QT時間とは、QRS波の始まりからT波終了までの時間で、心室筋の活動電位持続時間を反映します（→p.11〜）。QT時間は心拍数に影響を受け、心拍数の低下によってQT時間は延長します。詳細は他書に譲りますが、RR間隔の中央より延長していればQT延長と考えてよいでしょう。QT時間が延長すると、原因が何であれトルサードドポアントという極性がねじれるように変化する多形性心室頻拍 図18 や心室細動を誘発することがあるため十分注意します。まれですが抗うつ剤、一部の抗菌薬、抗アレルギー剤でもQT時間延長をきたすことがあります。

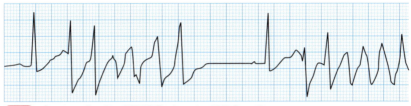

図18 ジソピラミドによるQT延長とトルサードドポアント

まとめ

▶ 心臓を興奮させる薬剤：頻脈性不整脈に注意。
▶ 心臓を抑制する薬剤：徐脈性不整脈に注意。
▶ 抗不整脈薬：催不整脈作用、QT延長に注意。

引用・参考文献
1) 田中喜美夫. テクノ通信講座テキスト アクティブ心電図①〜⑥. 東京, テクノコミュニケーションズ, 2008.

Memo

第6章

おさえておきたい ペースメーカー心電図

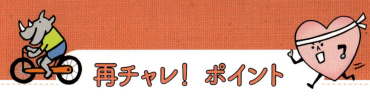

再チャレ！ポイント

- [ ] ペースメーカーのしくみと適応を理解しましょう。

- [ ] ペースメーカーの種類と心電図との対比を理解しましょう。DDDとVVIの違い、看護のポイントをつかみましょう。

- [ ] 緊急に留置することの多いVVIペースメーカーについて、心電図の観察ポイント、異常の判定、その対応を理解しましょう。

1 ペースメーカーのしくみと適応

ペースメーカーの種類としくみ

　心臓は電気刺激によって収縮します。この電気刺激を直接心臓に与えて、人工的に収縮リズムをコントロールするのが人工ペースメーカー（以下ペースメーカー）治療です。この人工的な電気刺激で心臓が調律されることを<u>ペーシング</u>といいます。通常は洞結節の自動転倒から始まるドミノを外部から倒します 図1 。

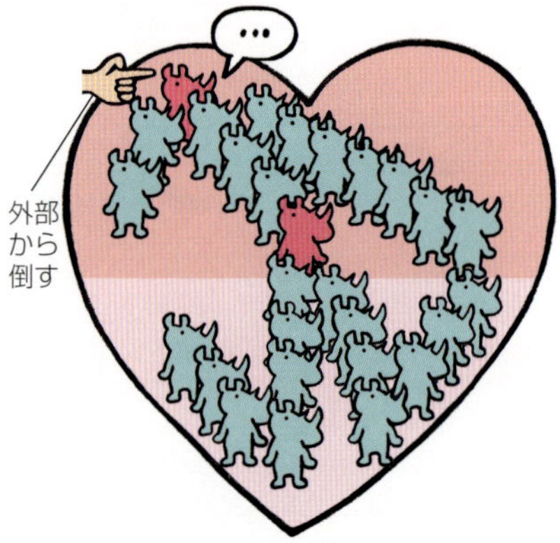

　電気刺激を発生する装置、ペースメーカー本体を<u>ジェネレーター</u>といいます。このジェネレーターに電線を接続し、先端を心臓に接触させペーシングします。この電線を<u>リード</u>といいます。

図1　ペーシングのイメージ

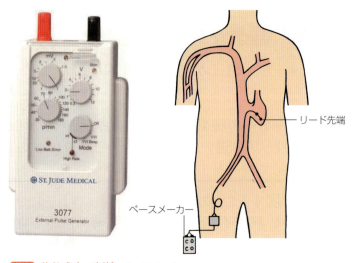

図2　体外式（一時的）ペースメーカー

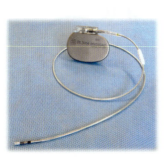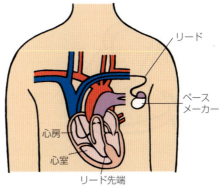

図3 植込み型（永久）ペースメーカー

　ジェネレーターを体の外に出して、リードのみが体内～心臓に入っているのが<mark>体外式または一時的ペースメーカー</mark>（p.112 図2 ）、ジェネレーターを皮下に植え込む場合を<mark>植込み型あるいは永久ペースメーカー</mark> 図3 といいます。それぞれ専用のジェネレーターとリードを使用します。体外式は感染などの問題から長期間の留置はできず、一般には1週間が限度です。比較的簡単な手技で、緊急時に永久ペースメーカー植え込みまでのつなぎで使用します。植込み型は10年以上の電池寿命があり、皮下に留置するため1～2時間の手術が必要ですが、体内に留置するため日常生活が可能です。

 覚えよう！

- ▶体外式・一時的ペースメーカー：緊急手技で、短期間しか留置できない。
- ▶植込み型・永久ペースメーカー：待機手術、長期間の留置が可能。

ペーシング部位

　さて、心臓内で"収縮"する部位はどこでしょう？　そう、心房と心室です。ですから<mark>ペーシングできるのは心房と心室</mark>です。心房に刺激を与えて心房収縮させるのが<mark>心房ペーシング（A pacing）</mark> 図4 、心室は<mark>心室ペーシング（V pacing）</mark> 図5 といいます。<mark>心房ペーシングは右心房に、心室ペーシングは右心室先端（心尖部）または中隔にリードを留置します。</mark>

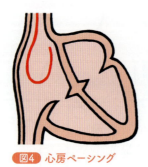
図4 心房ペーシング

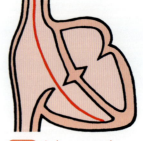
図5 心室ペーシング

>
> 心房と心室ではどちらが主にポンプ機能を担当しているでしょうか？　当然心室ですね。心室が収縮すればポンプ機能は維持されますから、<mark>心室ペーシングの方が重要です</mark>。体外式は緊急処置ですから、<mark>基本的には心室ペーシング</mark>です。

ペーシング波形

　人工的な刺激電位は<mark>スパイク</mark>と呼ばれ、鋭い縦線として見られます。心房ペーシングではスパイクの後に心房が収縮してP波を認めます 図6 。心室ペーシングではスパイクの後にQRS波が見られます 図7 。

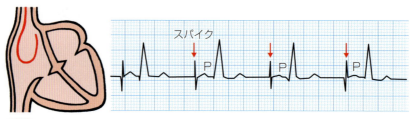
図6 心房ペーシング波形

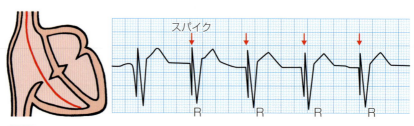
図7 心室ペーシング波形

ペースメーカーの機能

刺激 (pacing；P：ペーシング)

　ジェネレーターが電気刺激を出して心筋を収縮させる機能です。

感知 (sensing；S：センシング)

　心臓の自発的興奮があった場合、リードの先端でチェックし、これをジェネレーターが心筋興奮と認識する機能が感知です。より強い電位が感知できれば高い波高として認識されます。

抑制 (inhibit；I：インヒビット)

　例えば心拍数60回/分で心室ペーシングを行うとします。60回/分ですから、1秒間に1回心室を刺激します。もし1秒たたずに心室の自発的興奮が発生して自己QRS波が出現した場合、その興奮を感知して、そこから1秒間刺激を待つという機能が抑制です。心室の興奮が出現したらペーシングはお休みするというわけです。これは刺激伝導系がもつ自動能のリセットと同じで、自己興奮が出れば、その時点で周期をリセットします。もし次の1秒の間にさらに自己興奮があればまた感知して抑制します。言い換えれば、設定心拍数が60回/分の場合、自己心拍の周期が1秒未満ならばペースメーカーは作動せず抑制され、1秒を越えて自己心拍がなければペーシングされることになり、60回/分の設定は最低保証心拍数ということになります。

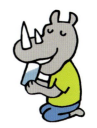

ひとやすみ ひとやすみ…

　例えば次ページの心電図では、スパイクの後にQRS波が見られるので心室ペーシングです。スパイクの間隔は25mmですから0.04×25＝1秒で60回/分で設定されています。3拍目は設定間の1秒に達する前に自己QRS波が出現したので、ペースメーカーはこれを感知して刺激を抑制しました。その時点から1秒待って刺激してペーシングしたのが4拍目以降です。

　心室ドミノを倒す周期を1秒（60回/分）に設定して、自分で倒れたのを認識してそこから1秒待って倒れなければ、つついて倒すという機能です。

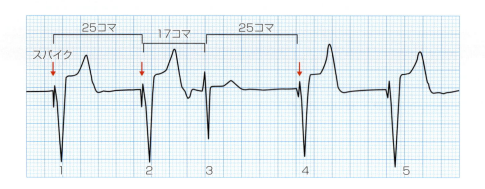

同期 (trigger；T：トリガー)

　心室収縮は、心房の収縮からわずかに遅れることでより効率のよいポンプ機能を発揮します(→p.11～)。心房興奮を感知してそこからわずかに遅らせたタイミングで心室をペーシングする機能を同期といいます。より生理的な心臓の動きに近づけるため、心房収縮と心室収縮のタイミングを合わせる（同期させる）わけです。

　心房ドミノが倒れても、房室トンネルが不通だと心室ドミノは動きません。心房ドミノの転倒を感知して、少し遅らせて心室ドミノを外からつついて倒す機能が同期です。

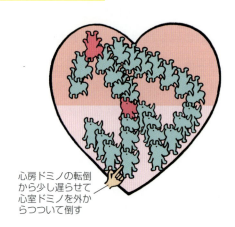

心房ドミノの転倒から少し遅らせて心室ドミノを外からつついて倒す

　下の四肢誘導心電図は、心房波を感知して0.2秒後に心室を刺激するという設定です。P波の頂点から5mm（0.2秒）でスパイクとQRS波が見られます。この心房収縮とのコラボレーションが同期です。

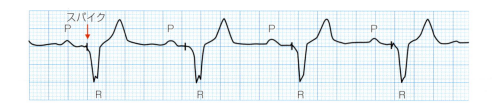

ペースメーカーの表記法

前述の機能の組み合わせでペースメーカーが作動しますが、その種類を表現するためにアルファベット3文字（+1文字）のコードがあります。最初の文字は刺激（ペーシング）する部位で、A：心房、V：心室、D（dual）：両室のいずれかが入ります。2番目は感知（センシング）する部位でA：心房、V：心室、D：両室のいずれかです。3番目は感知した興奮波に対する反応様式で、I：抑制、T：同期、D：両方のいずれかが入ります。これに加えて運動時に設定心拍数を上げる機能（Rate response；R）を4文字目に入れることもありますが、原則3文字のアルファベットで4文字目のRはオプションです。この組み合わせをモードといいます 表1 。よく使用されるモード別に説明します。

表1 ペースメーカーのモード

刺激（ペーシング）	感知（センシング）	反応様式
A（心房）	A（心房）	I（抑制）
V（心室）	V（心室）	T（同期）
D（両室）	D（両室）	D（両方）

VVI モード

心室でペーシング（V）、心室の自己心拍（自己QRS波）を感知（V）、自己心拍を感知した場合はその時点からペーシングメーカーの設定周期はペーシングしない（抑制する：I）というモードです。右心室だけに留置する1本のリード（このリードで刺激・感知兼用）で済みます（→p.114 図5 ）。

DDD モード

両室でペーシング可能（D）、両室で感知可能（D）、抑制・同期いずれも可能です（D）。心房・心室に1本ずつ計2本のリードが必要になります 図8 。

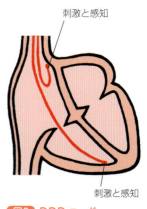

図8 DDD モード

ペースメーカーの適応

　徐脈による症状（脳虚血症状：めまい、失神、心拍出量低下症状：心不全）があれば、原則的にはペースメーカーの適応です。薬剤、急性心筋梗塞、心筋炎など回復の可能性があるものは、体外式（一時的）ペースメーカーの留置だけで徐脈の改善とともに不要になります。体外式はよりシンプルに心室だけペーシングするので、鎖骨下、頸静脈、または大腿静脈から1本のリードを挿入しVVIモードを選択します（→p.114 図5）。徐脈の回復が望めない場合、または一過性でも再発する危険がある場合は、==永久ペースメーカー植込み（pacemaker implantation；PMI）==を行います。

　==心室は必ずペーシングが必要で、アルファベットの1文字目はVまたはDになります。==心房機能を温存したい場合は心房ペーシング機能、心房と心室の同期機能を持つモード（DDD）を選択します（→p.117）。

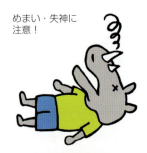

めまい・失神に注意！

まとめ

▶徐脈症状があれば原則ペースメーカー治療の適応。
▶緊急時は体外式、VVIモードが基本。
▶永久ペースメーカーはVVIまたは心房機能を温存する場合はDDDモード。

2 ペースメーカー患者のモニター観察

ペースメーカーの心電図

VVIモード

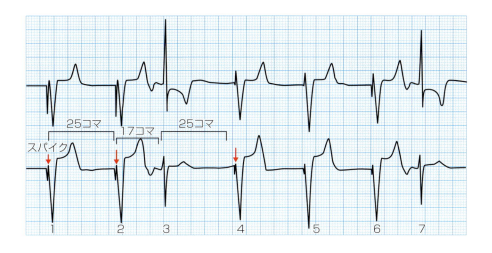

　最初の2拍は、スパイクの直後に幅の広いQRS波が見られるため心室ペーシングです。スパイク間隔を測ってみると25コマ＝1秒であることから、設定心拍数は60回/分とわかります。3拍目はスパイクが先行しない幅の狭いQRS波で自己心拍です。前のペーシングQRS波から約17コマ、約0.7秒で出現しています。4拍目は自己QRS波から25コマ、1秒でスパイク・幅広QRS波でペーシングされています。つまり3拍目の自己QRS波を"感知"して、ペーシングを"抑制"し、そこから設定の1秒の間に自己心拍がなかったためペーシングされているわけです。心室で感知して、自己QRS波が1秒以内に出現すればペーシングは出ないという機能を持っていますから、心室（V）でペーシング、心室（V）で感知、自己波形が出れば抑制（I）で、VVIモードです。

> ### VVIモードのおさらい
> ▶ スパイクに引き続いて見られる幅広QRS波は心室ペーシング。
> ▶ P波と同期していない。
> ▶ 自己QRS波を感知した場合、設定時間内はペーシングしない（抑制：I）。

DDDモード

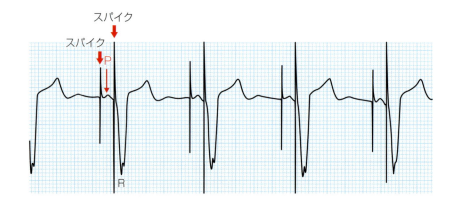

　Ⅲ誘導ではっきりしますが、スパイクの直後にP波が見られます。ご存じのようにP波は心房興奮ですから、スパイク–P波なら心房ペーシング（A pacing；AP）です。その心房スパイクから約5コマ（0.20秒）遅れてスパイク–幅広QRS波が見られ、心室ペーシング（V pacing；VP）されています。ペーシングは両室で"D"、両室とも自己心拍を感知可能で"D"、感知に対する反応様式は自己心拍が出れば抑制"I"、また心房に対して心室が連動する同期"T"の両方あるので"D"となり、DDDモードとわかります。

DDDモードの上限心拍数と下限心拍数

たとえば心房頻拍などで心房が暴走して心房心拍数が200回/分になってしまったらどうしましょう？　心室が心房に同期すると、心室心拍数も200回/分になってしまいますね。そこで上限心拍数（upper rate：アッパーレート）を設定します。150回/分に設定すれば、それを越える心房心拍数には追従しません。つまり心室は150回/分までしかペーシングしないわけです。では洞徐脈で心房が30回/分まで低下したらどうでしょうか？　P波に同期すると心室も30回/分に低下します。そこで下限心拍数（lower rate：ロウアーレート）を設定します。例えば50回/分に設定すれば、心房が50回/分を下回ったときは自動的にVVIモードになってP波と関係なく50回/分で心室ペーシングします。

DDDモードのおさらい

▶心房と心室2本のリードが入っている。
▶心房と心室で感知・ペーシングができる。
▶心房の収縮に同期して心室をペーシングできる。

ペースメーカー機能の観察

　心臓のポンプ機能は心室が担当しています。ですからペースメーカーも心室でのペーシングが重要です。
　DDDペースメーカーは主に植込み型で調整が複雑なので、ここでは緊急で留置されることの多い体外式VVIモードに絞って解説します（p.112 図2）。VVIモードは心室でペーシング（V）、心室での自己心拍を感知して（V）、設定周期内はペーシングしない(抑制：I)というモードです。設定する項目は心拍数・出力・感度の3つです。

心拍数：レート

　一般には30～180回/分まで任意に設定できます。次ページのレートの図では80回/分となっており、自己心拍が80回/分以上になれば抑制が働いて刺激は出ません。

設定心拍数は最低保証心拍なので、モニター心電図では設定よりも上昇することはありえますが、下回ることはありません。

出力：アウトプット

　出力とは心臓を動かすために流す電気の量をいいます。心臓を刺激しうる最低電位が閾値です。ダイヤルを左から時計回りに回転させて心筋が反応する最低値が閾値で通常V（ボルト）、機種によってはmA（ミリアンペア）で表示されます。出力は安全のため閾値の2倍程度にします。

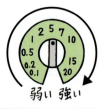

感度：センス・センシング

　感度とは自己心拍のQRSを認識するための数値です。自己心拍の波高値（mV）を測定するには、まず自己心拍が見られる状態でダイヤルを最低値から反時計回りに感度を下げていきます。0.5 mVはより小さい波高を認識できるので感度が高い、20 mVは大きい波高値しか認識できないので感度が低いと表現します。もし心内のQRS波高値が3 mVなら、3以上に感度を下げるとペースメーカーは自己心拍を認識しません。感度を上げれば低い波高値でも認識しますが、T波などQRS波以外の電位を認識してしまう可能性があります。

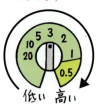

ペースメーカー心電図の観察

　観察項目はペーシングとセンシングが適正に行われているかどうかです。これはモニター心電図または12誘導心電図で確認します。

①ペーシング……設定心拍どおりに刺激が出て心室を収縮させる機能。
②感知：センシング（と抑制）……心室の自己心拍を感知して、設定の反応"抑制"を行う。

ペーシングの観察

1. 観察ポイント

　まず設定心拍数（周期）を確認します。たとえば設定心拍数が60回/分であれば、自己心拍がなければ1分間に60回、1秒周期でペーシングをするという設定です。自己心拍が設定心拍数以上になれば、抑制が働いて刺激は出ません。そのため設定心拍数以上の心拍数になることはあります。しかし設定心拍数以下になるのは異常です。

　ペースメーカーリズムであれば、ジェネレーターからの電気刺激が設定どおり出ているか観察しましょう。電気刺激はスパイクとして心電図に表れます。スパイクが設定周期通りに心電図に見られれば、ジェネレーターは問題ありません。次にスパイクに引き続いてQRS波が見られるかをチェックします。設定周期どおりにスパイク-QRS波が確認できれば心室ペーシングは問題ありません（図9）。刺激の強さや誘導によっては、スパイクが小さくて見えない場合があります。見えなくても設定心拍数どおりに規則正しく幅広いQRS波が見えていればペーシングは問題ありません。

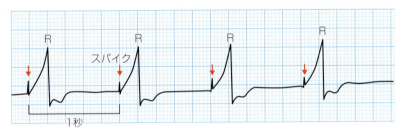

図9 設定心拍数60回/分のペースメーカー心電図

2. ペーシング不全

　図10では3拍目まではスパイク-幅広QRS波で心室ペーシング60回/分設定です。4拍目はスパイクの後にQRS波が見られず、刺激に対して心室が反応していません。スパイクすら見られない場合もありますが、いずれにしてもペーシングしているのに心室がペーシングされない状態がペーシング不全です。

①**スパイクもQRS波も見られない場合**

　体外式の場合はまずリードとジェネレーターの接続を確認し、問題なければリード先端の位置を確認して、心室筋との接触が適正かどうかをチェックします。

②**スパイクはあるがQRS波が見られない場合**

　リードの接触を確認し、適正ならば刺激の強さが足りないので出力（アウトプット）

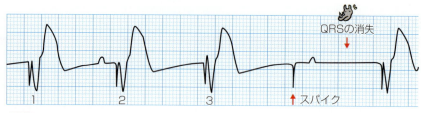

図10 ペーシング不全

を大きくして強い刺激でペーシングします。

 重要！
- 設定心拍数どおりにペーシングされない状態がペーシング不全。
- 接続・リードの位置を確認し、出力を上げる。

感知：センシングの観察

I. 観察ポイント

　自己心拍のQRS波を認識することが"感知：センシング"です。正常にセンシングすれば、その時点でペースメーカーの周期がリセットされて、設定時間内はペーシングしないという機能が"抑制：I"です。

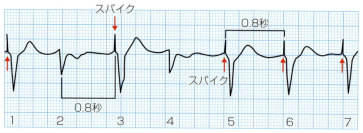

図11 VVIのペースメーカー心電図

　図11を見てみましょう。5～7拍目のQRS波はスパイクに引き続いての幅広QRS波ですから心室ペーシングです。スパイク間隔は20コマ（0.8秒）ですから75回/分に設定されています。最初に戻ると、1拍目はペーシングですが2拍目は幅が狭く、スパイクも先行していないので自己心拍のQRS波です。この自己QRS波からちょうど20コマ（0.8秒）後にスパイクが出現してペーシングQRS波があります。これはペーシング後、設定周期の0.8秒以内に自己心拍が出現したため、それを感知して周

期をリセットしました。感知から 0.8 秒の間に自己心拍がなかったためペーシングされたということです。これが抑制（I）です。4拍目も自己心拍で正常に感知され、0.8秒後に心室ペーシングされています。

2. センシング不全
①アンダーセンシング

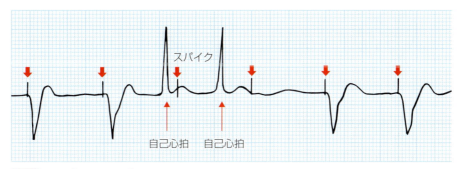

図12 アンダーセンシング

図12 では自己心拍が出現しているにもかかわらず周期がリセットされずスパイクが出現しています。これは自己QRS波を感知していないために起こる現象で、アンダーセンシングという感知不全です。感度が鈍いためにQRS波を認識できない状態なので、感度を上げて（鋭くして）、もう少し小さい電位を認識できるように調整します。

②オーバーセンシング

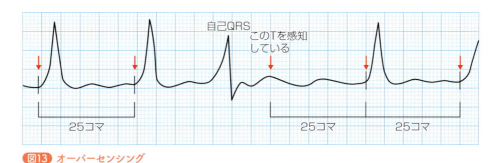

図13 オーバーセンシング

アンダーセンシングとは逆に、T波などQRS波以外の電位を感知してしまうことをオーバーセンシングといいます。図13 では設定周期が1秒であるはずなのに、自己QRS波の後、ペーシングスパイクが出現するまでに1秒以上かかっています。これは本来QRS波のみ感知するはずが、電位の低いT波まで感知してしまい、そのT波を

QRS波と間違って認識して、その時点で周期をリセットしているために起こる現象です。アンダーセンシングとは逆に、感度を下げて（鈍くして）より大きい電位のみを認識するように調整します 図14 。

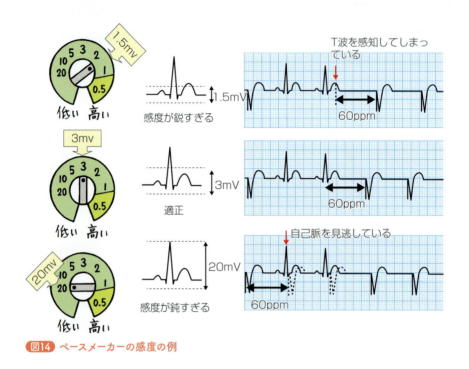

図14 ペースメーカーの感度の例

> **覚えよう！**
>
> ①設定心拍数よりも自己心拍数が多ければ（設定周期より短い周期で自己心拍が出ていれば）、ペースメーカーは抑制されて作動しないので、心室ペーシングの波形が出ないはず。
> ②設定心拍数を下回っても（設定周期より長く）QRS波が出なければペーシング不全。リードの接続、位置を確認して出力を上げる。
> ③自己QRS波を感知しないのがアンダーセンシング。感度を上げて小さい電位でも認識できるようにする。
> ④自己QRS波以外のものまで感知するのがオーバーセンシング。感度を下げて小さい電位は感知しないようにする。

ペースメーカー患者さんの看護ポイント

　手技に伴う合併症の発生に注意しましょう。体外式にしても植込み型にしても、体外から侵襲的にリードを挿入します。植込み型ではさらにジェネレーターを皮下に植え込みます。穿刺部・縫合部の出血、内出血、感染はよく観察しましょう。またリードが血管内にあるため、リード感染による敗血症、発熱にも注意が必要です。手技中に血管損傷や心筋損傷をきたすと、縦隔内や心嚢内に出血し、胸背部痛、血圧低下をきたすことがあるのでバイタルサインにも注意します。穿刺によって肺損傷が起こると、気胸や血胸によって胸背部痛や呼吸状態の悪化が出現するため酸素飽和度にも気を配りましょう。また手技全体の1％程度ですが、病棟に帰室してから症状が出現することがあるため注意してください。

> **覚えよう！**
>
> **手技に関連する観察ポイント**
> ・穿刺部、縫合部の出血、内出血、感染、リード感染による発熱
> ・心血管損傷による内出血……胸背部痛、血圧低下
> ・肺損傷による気胸、血胸……胸背部痛、呼吸状態悪化

ペースメーカー患者さんの日常生活指導のポイント

　体外式の場合、病状によってはジェネレーターを携帯してトイレ歩行程度が許可されることもありますが、ペースメーカーが必要なくなるか、ペースメーカー植込みを行うまでは活動範囲は限定されます。植込み型ペースメーカーの場合、縫合部、リード位置、ペースメーカーの動作確認などで、通常は1週間程度の入院が必要です。

手術後の生活指導

　退院後もリードが完全に心筋に固定されるまでは1〜3カ月ほどかかります。その間は激しい運動、特に植え込みを行った側の腕を高く上げるような動作は行わないように指導します。退院後の外来受診までは縫合部、植え込み部の感染、内出血などのトラブルが起こる可能性があることを説明し、異常を感じた場合はすぐに受診するように指導します。

ペースメーカー管理

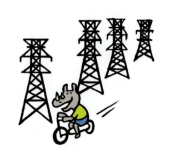

　永久ペースメーカーを植え込んだ場合は、ジェネレーターやリードの種類、設定などの情報が記載された<u>ペースメーカー手帳</u>が発行されるので、常に携行し、特に医療機関を受診する際は提示するように指導します。ペースメーカーは強い電磁波で誤作動を起こすことがあり、詳細はペースメーカー手帳と一緒に渡される「ペースメーカーのしおり」に記載がありますので、一緒に読みながら指導するとよいでしょう。特にMRIと高圧電線の下は強い電磁波が発生することをよく説明してください（現在はMRI撮像可能なペースメーカーが主流ですが、条件がありますので確認しましょう）。

　トラブルがあればもちろんですが、トラブルがなくても定期的なペースメーカーチェックが必要です。電池の残量、リード抵抗、閾値、作動状況などを体外からチェックしますので、必ず受けるように指導してください。チェックの間隔は医療機関によって違いますが、3〜6カ月ごとが多いです。

まとめ

▶ 術後1カ月はリード移動や縫合部、植え込み部位のトラブルが生じることがあり、異常を感じたら受診するように指導する。
▶ ペースメーカー手帳をなるべく携行し、特に医療機関では提示するように指導する。
▶ 電磁波によって作動不良が起こる場合があることを説明する。
▶ 定期的にペースメーカーのチェックが必要であることを説明する。

引用・参考文献
1) 田中喜美夫. テクノ通信講座テキスト アクティブ心電図①〜⑥. 東京, テクノコミュニケーションズ, 2008.

Memo

Index

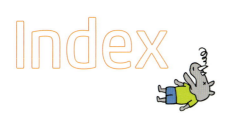

数字・欧文

1回拍出量 …………………………… 70, 89
1度房室ブロック ……………………… 63, 66
12誘導心電図 ……… 20, 44, 57, 72, 88, 122
AF ……………………………………… 53
AFL …………………………………… 53
AS ……………………………………… 93
AT ……………………………………… 53
AVNRT ………………………………… 58
AVRT …………………………………… 58
β遮断薬 ……………………………… 106
DCM …………………………………… 89
DDDモード ……………………… 117, 120
f波 …………………………………… 54, 90
IHD ……………………………………… 78
LVD ……………………………………… 89
MR ……………………………………… 95
MS ……………………………………… 94
NSVT …………………………………… 50
PAC ……………………………………… 55
PH ……………………………………… 97
PSVT …………………………………… 53
PVC ………………………………… 46, 91
RCRI …………………………………… 99
R on T ……………………………… 51, 87
ST ……………………………………… 40
ST上昇型急性冠症候群 ……………… 80
VVIモード …………………………… 117

あ

アセチルコリン ……………………… 14, 106
アドレナリン ………………………… 14, 106
安静時呼吸困難 ……………………… 71, 91
アンダーセンシング ………………… 125
安定狭心症 …………………………… 80
安定プラーク ………………………… 78
異型狭心症 …………………………… 82
インヒビット ………………………… 115
植込み型ペースメーカー …………… 128
ウェンケバッハ型2度房室ブロック … 63
右室梗塞 ……………………………… 84
右室肥大 ……………………………… 95
右房負荷 ……………………………… 97
運動負荷 ……………………………… 29
永続性心房細動 ……………………… 55
エルゴメーター ……………………… 29
オーバーセンシング ………………… 125

か

拡張型心筋症 ………………………… 89
活動電位 ……………………………… 12
下壁梗塞 ……………………………… 82
完全房室ブロック …………………… 63
冠動脈インターベンション ………… 87
冠動脈造影 …………………………… 86
貫壁性虚血 …………………………… 81
期外収縮 ……………………………… 46
基線 …………………………………… 13
脚ブロック ………………………… 40, 90

キャリブレーション	31	四肢電極	20
急性冠症候群	80	四肢誘導	25
急性心筋梗塞	73, 79	自動能	14
急性大動脈解離	73	収縮	9
狭心症	79	粥腫	78
胸痛	73, 86	受攻期	51
胸部X線	44	循環不全	70
胸部誘導	21	上室期外収縮	52
胸膜炎	74	除細動	43
鏡面像	85	ショートラン	50
虚血性心疾患	78	徐脈	61
駆出	9	自律神経	105
血流障害	79	心筋障害	78
高カリウム血症	101	心サルコイドーシス	89
高カルシウム血症	102	心室期外収縮	46
交感神経	105	心室細動	43
抗コリン剤	107	心室頻拍	44
高度徐脈	71	心室ペーシング	113
高度房室ブロック	64	心静止	43
広範前壁梗塞	83	心臓突然死	96
興奮波	20	心臓弁膜症	93
後壁梗塞	84	心電計	20
固有心筋	13	心内膜下梗塞	85
		心拍出量	70
		心拍数	70
		心不全	70, 91

さ

最低保証心拍	115, 122	心房期外収縮	47
催不整脈作用	108	心房細動	54
再分極	12	心房粗動	56
左室機能不全	89	心房中隔欠損	97
三尖弁	9	心房頻拍	57
ジェネレーター	112	心房ペーシング	113
弛緩	8	ストレイン型変化	98
ジギタリス効果	108	スパイク	114, 126
刺激伝導系	13	スパスム	78

静止電位	12	トレッドミル負荷心電図	29
センシング	115		
前壁中隔梗塞	82	**な**	
僧帽弁	9, 94		
僧帽弁狭窄症	94	ノイズ	23
僧帽弁閉鎖不全症	95	ノリア・スティーブンソン分類	72
側壁梗塞	82		
		は	
た			
		肺うっ血	71, 91
体外式ペースメーカー	112	肺気腫	97
大動脈弁	9	肺高血圧症	97
大動脈弁狭窄症	93	肺水腫	71, 91
大動脈弁閉鎖不全症	94	肺塞栓症	73, 97
脱分極	12	肺動脈弁	9
段脈	47	肺動脈弁狭窄	98
致死性不整脈	42	非ST上昇型急性冠症候群	80
陳旧性心筋梗塞	79	非持続性心室頻拍	50
低カリウム血症	102	ヒス束	15
低カルシウム血症	103	頻脈	52
低電位	89	不安定狭心症	80
電解質異常	101	不安定プラーク	78
伝導	11	不応期	17
動悸	75	負荷心電図	29
洞機能不全	61	副交感神経	105
洞結節	14	浮腫	71
洞周期	15, 38	プラーク	78
洞徐脈	38	プルキンエ線維	15
洞調律	14	分極	12
洞停止	62	ペースメーカー手帳	128
洞頻脈	53	弁置換術	96
洞不全症候群	62	房室解離	65
動脈硬化	78	房室結節	14
トリガー	116	房室結節リエントリー性頻拍	58
トルサードドポアント	102	房室伝導障害	63

房室ブロック ……………………………… 63
房室リエントリー性頻拍 …………………… 58
補充調律 …………………………………… 62
発作性上室頻拍 …………………………… 58
発作性心房細動 …………………………… 55
ホルター心電図 …………………………… 29

ま

マスター負荷 ……………………………… 29

迷走神経 ………………………………… 105
モニター心電図 …………………………… 28
モビッツⅡ型2度房室ブロック ……………… 64

ら

労作性狭心症 ……………………………… 80

◆著者プロフィール

田中 喜美夫（たなか・きみお）

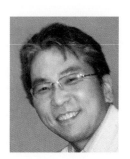

1964年　新潟県生まれ
1989年　筑波大学医学専門群卒業後、
　　　　筑波大学附属病院内科入局
1994年　株式会社日立製作所 日立総合病院心臓内科勤務
2007年　株式会社日立製作所
　　　　水戸総合病院（現 ひたちなか総合病院）循環器内科
　　　　主任医長に就任
2009年　医療法人桜丘会 水戸ブレインハートセンター
　　　　院長に就任
2014年　ひたちなか総合病院心臓血管センター センター長、循環器内科主任医長
現在に至る

日本内科学会認定医、日本循環器学会専門医、日本心血管インターベンション治療学会専門医・評議員、ACLSプロバイダー。
『Smart nurse Books 02 やりなおしの心電図・不整脈対応』（メディカ出版）、『モニター心電図なんて恐くない　イラストで楽しく学ぶ入門編』（医学芸術社）、『楽しく学べる基本がわかる モニター心電図ガイドブック』（医学芸術社）、『右脳で覚える12誘導心電図 9つのチェック・ポイントで読み解く心電図』（医学芸術社）など著書多数。

再チャレ！心電図
──今さら聞けない先輩ナースも今度こそわかる

2018年2月25日発行　第1版第1刷

著　者　田中　喜美夫
発行者　長谷川　素美
発行所　株式会社メディカ出版
　　　　〒532-8588
　　　　大阪市淀川区宮原3-4-30
　　　　ニッセイ新大阪ビル16F
　　　　http://www.medica.co.jp/
編集担当　稲垣賀恵
装　幀　市川　竜
表紙・本文イラスト　アサミナオ
印刷・製本　三報社印刷株式会社

Ⓒ Kimio TANAKA, 2018

本書の複製権・翻訳権・翻案権・上映権・譲渡権・公衆送信権（送信可能化権を含む）は、(株)メディカ出版が保有します。

ISBN978-4-8404-6500-7　　　　　　　　　　　　　　　　　Printed and bound in Japan

当社出版物に関する各種お問い合わせ先（受付時間：平日9：00〜17：00）
●編集内容については、編集局 06-6398-5048
●ご注文・不良品（乱丁・落丁）については、お客様センター 0120-276-591
●付属のCD-ROM、DVD、ダウンロードの動作不具合などについては、デジタル助っ人サービス 0120-276-592